U0288042

CAR-T 细胞免疫治疗 100 问

主　编　胡永仙　黄　河

副主编　张明明　魏国庆

编　委（以姓氏笔画为序）

丁淑怡　王艺芸　王东睿　王林钦　王季诺　王淑杨

付　珊　冯晶晶　吕雨琦　邬龙源　刘　蒙　严佳丽

杨婷婷　张明明　张琪琦　陈　柳　金爱云　周晓瑜

周凌辉　赵厚力　胡永仙　胡珂嘉　洪睿敏　祖　成

顾天宁　倪　芳　黄　玥　黄　河　黄　荦　董叶恬

程　琼　魏国庆

人民卫生出版社

·北　京·

图书在版编目（CIP）数据

CAR-T 细胞免疫治疗 100 问 / 胡永仙，黄河主编.
北京 ：人民卫生出版社，2024. 11. -- ISBN 978-7-117-
37185-8

Ⅰ. R730.51-44

中国国家版本馆 CIP 数据核字第 2024QG9634 号

人卫智网	**www.ipmph.com**	医学教育、学术、考试、健康，
		购书智慧智能综合服务平台
人卫官网	**www.pmph.com**	人卫官方资讯发布平台

CAR-T 细胞免疫治疗 100 问
CAR-T Xibao Mianyi Zhiliao 100 Wen

主　　编：胡永仙　黄　河
出版发行：人民卫生出版社（中继线 010-59780011）
地　　址：北京市朝阳区潘家园南里 19 号
邮　　编：100021
E - mail：pmph @ pmph.com
购书热线：010-59787592　010-59787584　010-65264830
印　　刷：北京顶佳世纪印刷有限公司
经　　销：新华书店
开　　本：710×1000　1/16　印张：11
字　　数：163 千字
版　　次：2024 年 11 月第 1 版
印　　次：2024 年 11 月第 1 次印刷
标准书号：ISBN 978-7-117-37185-8
定　　价：59.00 元

打击盗版举报电话：010-59787491　E-mail：WQ @ pmph.com
质量问题联系电话：010-59787234　E-mail：zhiliang @ pmph.com
数字融合服务电话：4001118166　　E-mail：zengzhi @ pmph.com

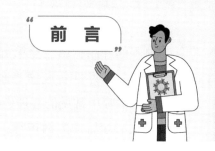

　　CAR-T 细胞治疗是目前具有临床应用前景的治疗新技术，是医学治疗领域的重大革命。至今，美国共有 6 款 CAR-T 细胞产品获批上市，中国有 5 款 CAR-T 细胞产品上市。越来越多的患者从 CAR-T 细胞治疗中获益，中国 CAR-T 细胞治疗走在世界前列。此前，本书编写团队面向广大医护工作者，针对 CAR-T 细胞治疗的关键科学问题和临床问题，编写了《CAR-T 细胞免疫治疗学》，获得了广泛好评。越来越多的恶性血液病、实体瘤和自身免疫性疾病等患者有机会接受 CAR-T 细胞治疗，诸多患者及其家属希望能对 CAR-T 细胞治疗新技术有更多了解。面向患者群体，我们再次组织相关医护团队合力编写了此书——《CAR-T 细胞免疫治疗 100 问》。

　　2016 年 10 月，中共中央、国务院印发《"健康中国 2030"规划纲要》，提出"普及健康生活、优化健康服务、完善健康保障、建设健康环境、发展健康产业"等五个方面的战略任务，而医学科普正是实现"健康中国"战略目标、帮助人民理解生命科学领域前沿技术、全面提升人民医疗素养的重要途径之一。以 CAR-T 细胞为代表的免疫细胞治疗研究是医学领域前沿技术融合、创新与应用的典范。本书作为 CAR-T 细胞治疗的科普书籍，有益于 CAR-T 细胞治疗的患者及其家属增进对 CAR-T 细胞治疗的了解，缓解心理焦虑，也有助于提升全民对 CAR-T 细胞治疗等免疫细胞治疗研究的认知水平，进而提高国民健康素养。

　　全书共分九篇，第一和第二篇内容系针对 CAR-T 细胞治疗的发展历史、治疗原理、治疗流程、适应证、治疗效果及最新 CAR-T 上市产品等内容的介绍；第三至第五篇系 CAR-T 细胞治疗急性淋巴细胞白血病、淋巴瘤、多发性骨髓瘤等血液恶性肿瘤的常见疑惑解答；第六篇系 CAR-T 细胞治疗中常见的心理、生理伴随症状相关疑惑解答；第七篇阐述 CAR-T 细胞治疗后的生活护理；第八篇系 CAR-T 细胞治疗病友故事分享；第九篇系 CAR-T 细胞治疗流程指引。本书既可供 CAR-T 细胞治疗的患者及其家属参考学习，亦可供广大从事 CAR-T 细胞治疗研究或应用的医者阅读借鉴。

本书编写人员均来自 CAR-T 细胞治疗医护团队，具有丰富的临床工作经验及科学研究经历。在本书编写过程中，我们也得到了人民卫生出版社的指导和大力支持，再次表示感谢！

由于编写时间有限、紧迫，同时也是我们第一次编写患者科普教育图书，虽经多次探讨及审校修改，仍可能有部分内容有待商榷或有待细化与更新，请读者予以指正，我们将在下一版中进行修订。

胡永仙　黄　河

2024 年 2 月于杭州

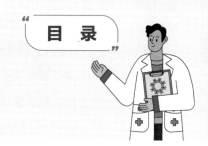

目 录

第一篇 CAR-T 细胞是什么?

第二篇　CAR-T 细胞可以治疗哪些疾病？

第三篇　CAR-T 细胞治疗急性淋巴细胞白血病（ALL）

第四篇　CAR-T 细胞治疗淋巴瘤

第五篇　CAR-T 细胞治疗多发性骨髓瘤（MM）

第六篇　CAR-T 细胞治疗安全吗？

第七篇　CAR-T 治疗后的生活护理

第八篇　病友故事

第九篇　CAR-T 细胞治疗流程指引

CAR-T 细胞是什么?

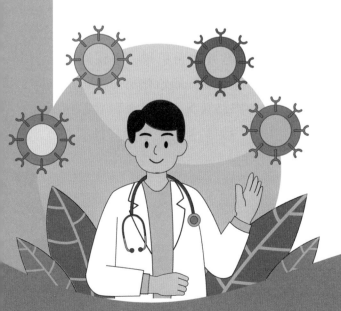
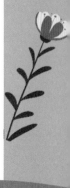

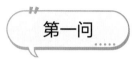
第一问 ……

CAR-T 细胞是什么?

　　CAR-T 细胞的全称是"嵌合抗原受体 T 细胞",英文是" chimeric antigen receptor T-cell",缩写为 CAR-T。CAR-T 细胞是经过基因工程改造以表达靶向特定抗原的嵌合受体 T 细胞,用于治疗恶性肿瘤等疾病(图 1-1)。

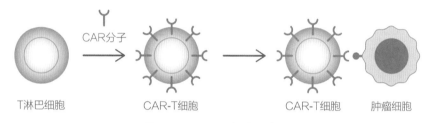

图 1-1　CAR-T 细胞是什么

　　肿瘤患者体内的免疫细胞如 T 淋巴细胞等功能出现缺陷,导致患者体内的肿瘤细胞无法被清除。CAR-T 细胞治疗通过提取患者外周血 T 淋巴细胞,对其进行基因工程改造,装上能特异性识别肿瘤细胞表面特征性蛋白的 CAR 分子,进而激活 CAR-T 细胞并大量扩增,实现对肿瘤细胞精准靶向杀伤的目的。CAR-T 细胞治疗是肿瘤治疗历史上的突破性成果。目前全球已有多款 CAR-T 细胞产品获批上市,美国食品药品监督管理局(FDA)批准上市 6 款,中国国家药品监督管理局批准上市 5 款。

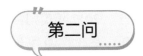

CAR-T 细胞是谁发明的?

"构建一种能够识别肿瘤特征性蛋白并激活 T 细胞的人工改造 T 细胞"的设计最早由以色列科学家 Eshhar Z、Gross G、Waks T 于 1989 年首次提出（图 1-2）。经过 Eshhar Z 团队的不断改良，1993 年，第一代 CAR-T 细胞相关研究成果以学术论文的形式发表，随后引起科学界的广泛关注。

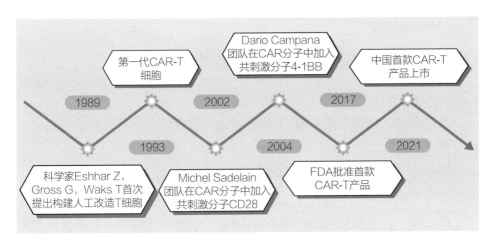

图 1-2　CAR-T 细胞的发明进程

2002 年美国科学家 Michel Sadelain 团队为增强 CAR-T 细胞的功能，在 CAR 分子中加入了共刺激分子 CD28，进一步提供激活 T 细胞的信号，这一改造大大提升了 CAR-T 细胞的抗肿瘤疗效。2004 年美国科学家 Dario Campana 则是选择加入 4-1BB 共刺激分子而非 CD28 分子，同样显著提升了一代 CAR-T 细胞的抗肿瘤效果。加入共刺激分子的第二代 CAR-T 细胞显示出巨大的临床应用潜力。在多项临床试验中，二代 CAR-T 细胞在难治 / 复发血液肿瘤中均获得了突破性疗效。

在众多科学家、临床医生、大型医药企业的努力下，二代 CAR-T 细胞的安全性和有效性在大量临床试验中得到了验证。终于，2017 年美国食品药品监督管理局（FDA）批准了首款 CAR-T 细胞产品。至此 CAR-T 细胞在临床上的应用全面正式展开，免疫细胞治疗进入以 CAR-T 细胞为代表的新时代。

中国 CAR-T 细胞治疗的基础和临床转化研究走在全球前列。我国 CAR-T 细胞临床研究数量已赶超美国，并取得了一些原创性的成果。2021 年 6 月，中国首款产品阿基仑赛注射液上市。

第三问

CAR-T 细胞是怎样杀死肿瘤的？

经过基因工程改造的 CAR-T 细胞回输到患者体内后就开始了它的"工作"（图 1-3）。

第一步　CAR-T 细胞就如同装上了具有精准打击能力的"导弹系统"，能够特异性地识别并结合肿瘤细胞。

第二步　在激活信号的作用下，CAR-T 细胞可以快速、大量地自我复制，产生更多的 CAR-T 细胞确保"战役的胜利"。

第三步　激活后的 CAR-T 细胞能够利用 T 细胞自身的强大"武器库"，分泌大量的穿孔素、颗粒酶等杀伤性物质：穿孔素可以在肿瘤细胞表面"打孔"，随后颗粒酶等物质进入到肿瘤细胞内，直接溶解肿瘤细胞或诱导肿瘤细胞凋亡。

第四步　CAR-T 细胞在杀死肿瘤细胞后大部分耗竭死亡，但仍有少部分 CAR-T 细胞保留了肿瘤监视功能，我们称其为记忆性 CAR-T 细胞。这些记忆性 CAR-T 细胞一旦发现肿瘤细胞便可以重新启动"战斗状态"。

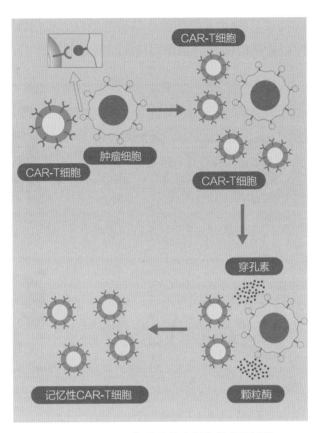

图 1-3 CAR-T 细胞在体内杀伤肿瘤的过程

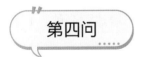

第四问

CAR-T 细胞治疗和化学治疗有什么区别?

　　化学治疗是通过全身或局部使用化学药物杀灭肿瘤细胞的治疗方案,也是目前治疗恶性肿瘤的主要手段之一。而 CAR-T 细胞治疗是使用经过基因工程改造以表达靶向特定抗原的嵌合受体的 T 细胞消灭肿瘤细胞,是精准靶向杀伤恶性肿瘤的新技术。

相比于化学治疗，CAR-T 细胞治疗具有起效快、靶向性高、微小残留病清除彻底、疗效持续时间长、副作用持续时间短等优势（图 1-4）。

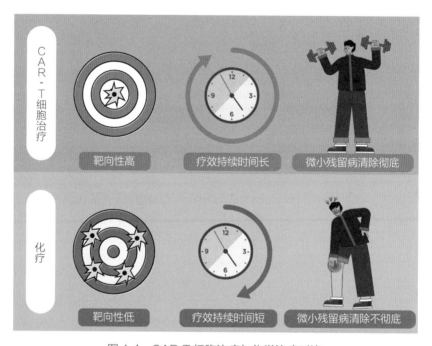

图 1-4　CAR-T 细胞治疗与化学治疗对比

一、起效快

CAR-T 细胞作为细胞"活药物"，进入人体内发现肿瘤细胞后即开始直接杀伤肿瘤细胞，并大量自我增殖。以 B 系急性淋巴细胞白血病（ALL）患者为例，通常在输注 CAR-T 细胞后 10～14 天细胞扩增达到高峰，1 个月内达到疾病完全缓解。

二、靶向性高

传统化学治疗肿瘤靶向性低，副作用大；而 CAR-T 细胞治疗通过与肿瘤特异性蛋白结合进而实现精准靶向杀伤，大大降低了"伤及无辜"的概率，避免化学治疗所带来的巨大副作用。

三、微小残留病灶清除彻底

CAR-T 细胞可以趋化迁移至全身各个部位，克服肿瘤微环境的种种限制，精准杀伤患者体内每个部位的肿瘤细胞，彻底清除微小残留病灶。

四、疗效持续时间长

CAR-T 细胞在患者体内可以转化为记忆型 CAR-T 细胞，长期潜伏于患者体内。一旦肿瘤细胞复燃，记忆型 CAR-T 细胞可以随时精准杀伤肿瘤细胞，达到长期缓解。因此 CAR-T 细胞输注一次，便可以维持长久疗效。而化疗药物进入患者体内以后很快被肝脏、肾脏等器官代谢清除，药效逐渐削弱，所以患者均需要定期化疗。

五、副作用持续时间短

CAR-T 细胞在扩增过程中会释放大量细胞因子，引起少数治疗副作用，但随着 CAR-T 细胞杀伤结束、CAR-T 细胞的活化水平降低，大多数副作用会在治疗结束（CAR-T 细胞回输 1 个月内）逐渐消失。

第五问

CAR-T 细胞治疗和自体造血干细胞移植有什么区别？

自体造血干细胞移植是先将患者自身的造血干细胞采集后冷冻保存，在患者经过大剂量化疗后，再将保存的自体造血干细胞输回患者体内，主要作为淋巴瘤、多发性骨髓瘤及白血病完全缓解后的巩固治疗。

CAR-T 细胞治疗则是从患者或供者外周血中收集、分离 T 细胞，在人体外对其进行基因修饰，增强其对抗肿瘤细胞的靶向和杀伤能力，再将体外大量培养扩增后的 CAR-T 细胞输入患者体内，并继续扩增，最终识别人体内肿瘤细胞，将其杀伤。针对肿瘤细胞，CAR-T 细胞治疗有更强的杀伤力，且靶向性更强，治疗效果也更加持久。每一种 CAR-T 细胞都是根据患者体内肿瘤的表面抗原而个体化设计的，因此治疗的针对性更强。临床研究表明，当体内肿瘤细胞死灰复燃时，这些经过基因修饰的 T 细胞仍然可以再次扩增活化，发挥抗肿瘤活性。

从治疗目的上看，自体造血干细胞移植主要用于淋巴瘤、多发性骨髓瘤及白血病完全缓解后的巩固治疗，而 CAR-T 细胞治疗则被应用于高肿瘤负荷时的诱导缓解治疗。

从治疗过程上看，自体造血干细胞移植前需要进行清髓性大剂量放疗或化疗，通过输入患者体内的造血干细胞重建造血和免疫功能；而 CAR-T 细胞治疗前采用小剂量化疗方案，使 CAR-T 细胞回输后在患者体内大量扩增从而发挥杀伤功能。

从制备机制上看，自体造血干细胞移植是患者在经药物动员后，采集外周血造血干细胞，无须经过基因修饰等处理，可直接回输至患者体内；而 CAR-T 细胞作为一种细胞治疗药物，采集后的 T 细胞需要在体外进一步加工处理后再回输至患者体内（图 1-5）。

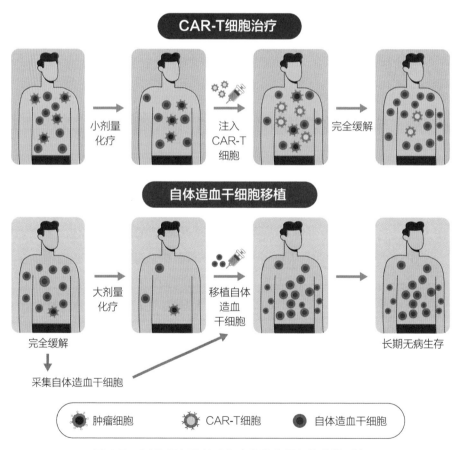

图 1-5　CAR-T 细胞治疗与自体造血干细胞移植对比

第六问

CAR-T 细胞治疗和异基因造血干细胞移植有什么区别?

异基因造血干细胞移植是在患者进行大剂量化疗、放疗或免疫抑制治疗后，将健康供者的造血干细胞移植至患者体内，从而实现患者造血和免疫功能重建，是目前治疗血液系统恶性肿瘤最为有效的根治性治疗手段之一。

CAR-T 细胞治疗则是从患者或供者外周血中收集、分离 T 细胞，在体外进行基因修饰，增强其对肿瘤细胞表面特征性蛋白的识别能力，再将大量培养扩增后的 CAR-T 细胞回输入患者体内，发挥肿瘤杀伤作用。

治疗机制方面，异基因造血干细胞移植通过异体造血干细胞产生的移植物抗肿瘤效应杀伤肿瘤细胞，而 CAR-T 细胞治疗属于细胞治疗，针对特定靶点进行基因修饰，培养扩增特定 CAR-T 细胞，特异性识别肿瘤细胞表面特征性蛋白，对肿瘤细胞有更强的靶向性和治疗针对性，杀伤力更强。

治疗过程方面，异基因造血干细胞移植前涉及清髓性大剂量放疗或化疗以破坏原有免疫系统，移植后通过异基因造血干细胞重建造血功能与免疫功能；而 CAR-T 细胞治疗前通常采用小剂量化疗方案，减少患者体内原有淋巴细胞数，从而促使 CAR-T 细胞回输后大量扩增，杀伤肿瘤细胞（图 1-6）。

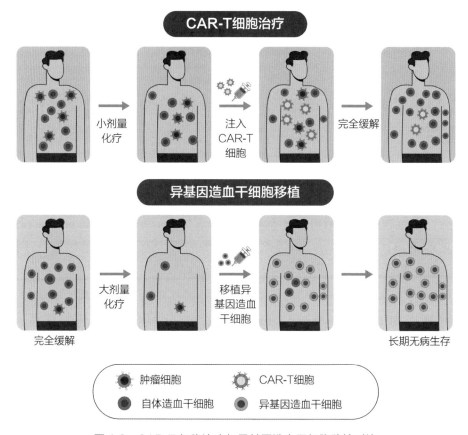

图 1-6　CAR-T 细胞治疗与异基因造血干细胞移植对比

第七问

CAR-T 细胞治疗和靶向药物治疗有什么区别？

靶向药物治疗是指药物选择性地、特异性地作用于肿瘤细胞的特定分子，通过与之结合阻断肿瘤细胞生长、增殖的信号转导通路，从而阻止其增殖、促进其凋亡，以发挥治疗作用，较少干扰正常细胞功能。如《我不是药神》中提及的伊马替尼,就是一种用于治疗慢性粒细胞白血病的靶向药物。

CAR-T 细胞治疗是从患者或供者外周血中收集、分离 T 细胞,在体外对其进行基因修饰,增强其对抗肿瘤细胞的靶向和杀伤能力。T 细胞在体外大量培养、扩增后再输入患者体内,最终识别体内肿瘤细胞,将其杀伤。

二者都是肿瘤治疗领域的前沿技术,但由于作用机制不同,二者在识别位点、作用机制、适应证、用药方式、不良反应等方面存在区别(图 1-7)。

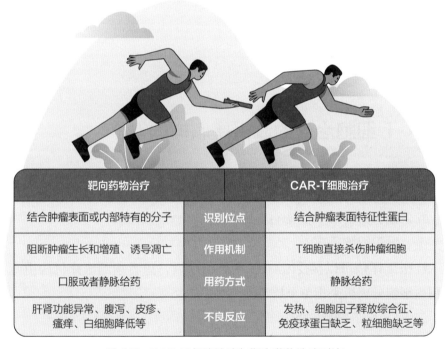

靶向药物治疗		CAR-T细胞治疗
结合肿瘤表面或内部特有的分子	识别位点	结合肿瘤表面特征性蛋白
阻断肿瘤生长和增殖、诱导凋亡	作用机制	T细胞直接杀伤肿瘤细胞
口服或者静脉给药	用药方式	静脉给药
肝肾功能异常、腹泻、皮疹、瘙痒、白细胞降低等	不良反应	发热、细胞因子释放综合征、免疫球蛋白缺乏、粒细胞缺乏等

图 1-7　CAR-T 细胞治疗与靶向药物治疗对比

一、识别位点不同

靶向药物结合肿瘤细胞表面或内部特有的分子,抑制特定的信号转导通路。CAR-T 细胞结合肿瘤细胞表面特征性蛋白抗原,而且需要全部肿瘤细胞表面都比较强地表达该抗原才能清除所有肿瘤细胞。

二、作用机制不同

靶向药物阻断肿瘤的生长和增殖，诱导其凋亡。CAR-T 细胞直接通过细胞因子、颗粒酶、穿孔素等杀伤肿瘤细胞。

三、用药方式不同

靶向药物可以通过口服或者静脉给药。CAR-T 细胞是细胞"活药物"，只能通过静脉给药。

四、不良反应不同

靶向药物治疗常见的不良反应包括肝肾功能异常、腹泻、皮疹、瘙痒、白细胞降低等。CAR-T 细胞治疗常见的不良反应有发热、细胞因子释放综合征、免疫球蛋白缺乏、粒细胞缺乏等。

第八问

CAR-T 细胞治疗的流程是怎样的？

CAR-T 细胞治疗的流程包括淋巴细胞采集、CAR-T 细胞制备、预处理化疗、细胞回输四个步骤（图 1-8 ）。

一、淋巴细胞采集

经医生评估可以接受 CAR-T 细胞治疗后，患者须到医疗机构由专人利用血细胞分离机采集单个核细胞。

二、CAR-T 细胞制备

患者的 T 细胞将由医疗机构或医药企业专人制备成为 CAR-T 细胞后运送到医疗机构。

三、预处理化疗

CAR-T 细胞回输前，患者须到医疗机构接受小剂量预处理化疗。

四、细胞回输

医生评估患者机体指标后，开始接受静脉输注 CAR-T 细胞的治疗。

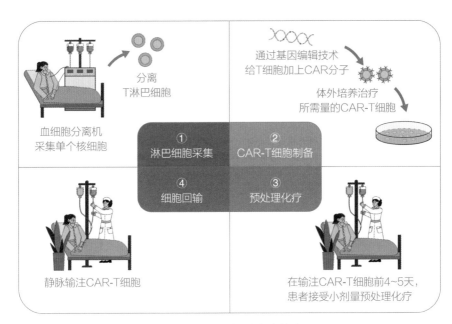

图 1-8 CAR-T 细胞治疗的流程

第九问……

化疗结束后多久可以采集自体淋巴细胞制备 CAR-T 细胞？

淋巴细胞毒性化疗药物如苯达莫司汀、氟达拉滨、喷司他丁等，会对患者淋巴细胞造成一定程度的损害，导致淋巴细胞数量减少、功能下降等。因此，若患者在接受了含淋巴细胞毒性化疗药物的化疗疗程后立即采集自体淋巴细胞以制备 CAR-T 细胞，易导致 CAR-T 细胞制备失败或制备得到的 CAR-T 细胞存在杀伤功能欠佳等缺陷。

建议患者在此类化疗药物 4～5 个半衰期或洗脱 2 周后再采集自体淋

巴细胞制备 CAR-T 细胞。若患者采集淋巴细胞前的化疗方案不涉及淋巴细胞毒性化疗药物,可根据血常规、肝肾功能、电解质、感染情况等一般情况与主管医生 / 医疗团队确定具体采集时间,同时注意满足前序药物洗脱期要求(图 1-9)。

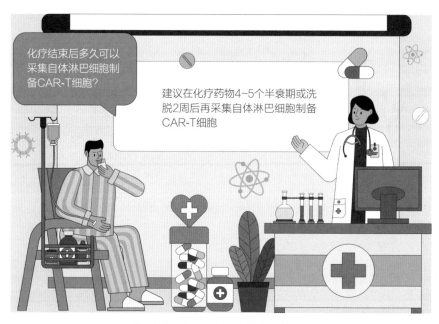

图 1-9 CAR-T 细胞治疗的流程

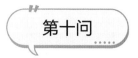

采集自体淋巴细胞制备 CAR-T 细胞时对患者的血常规有要求吗?

在采集患者自体淋巴细胞制备 CAR-T 细胞前,主管医生需对患者的血常规、肝肾功能、电解质、感染情况等一般情况进行评估,淋巴细胞数目达标(绝对值 >0.5 × 10^9/L)才可进行细胞采集(图 1-10)。

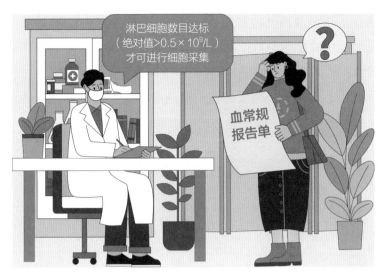

图 1-10　CAR-T 细胞治疗的流程

若患者血常规异常,如血细胞比容 <25% 或血小板计数 <20 × 10^9/L,则需要对症治疗,输注红细胞、血小板等,至血常规达标才可进行自体淋巴细胞采集。

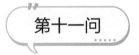

第十一问

CAR-T 细胞治疗为什么要预处理化疗?

回输 CAR-T 细胞前,患者通常接受环磷酰胺和氟达拉滨方案的预处理化疗,化疗药物剂量可由临床医生根据患者具体情况做适当调整。预处理化疗可通过多种机制提高 CAR-T 细胞治疗的疗效(图 1-11)。

首先,预处理化疗能够清除患者淋巴细胞,避免自体淋巴细胞攻击携带外源性 CAR 分子的 CAR-T 细胞,使 CAR-T 细胞在体内能有效扩增。

第二,预处理化疗清除表达 γ 链细胞因子(如 IL -2、IL-7、IL-15 等)受体的淋巴细胞,增加了 CAR-T 细胞对 γ 链细胞因子的利用率,有利于

CAR-T 细胞的增殖及内环境稳定。

第三，预处理化疗能清除免疫抑制细胞，如调节性 T 细胞和髓系来源的抑制细胞，从而增强 CAR-T 细胞的增殖和功能。

最后，对于高肿瘤负荷或病情进展速度较快的恶性肿瘤患者，预处理化疗可以减轻肿瘤负荷，改善患者的一般状况。

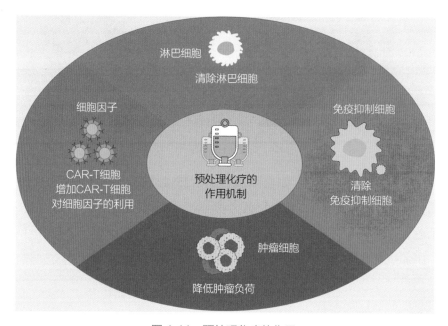

图 1-11　预处理化疗的作用

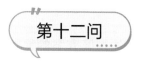

CAR-T 细胞制备要多久？

采集的外周血单个核细胞（PBMC）经冷链运输至具有药品生产质量管理规范（good manufacturing practice of medical products，GMP）生产资质的洁净车间进行 CAR-T 细胞制备。主要包括以下流程：① T 淋巴细胞的分离与激活；②T淋巴细胞的基因工程改造；③CAR-T细胞的质量控制；
④CAR-T细胞的扩大培养；⑤CAR-T细胞的质量监督及放行。整个过程
一般需要2～3周（图1-12）。

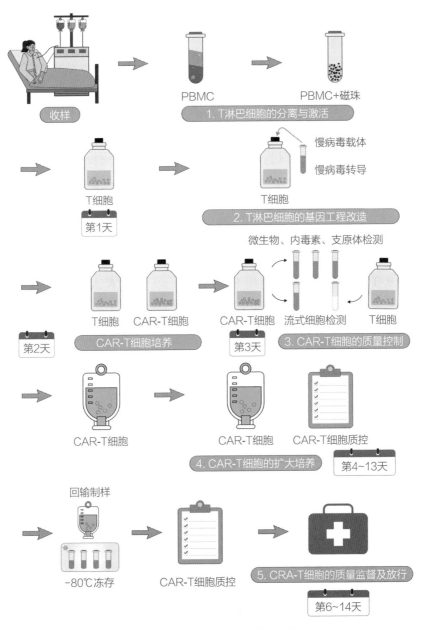

图 1-12　CAR-T 细胞的制备过程

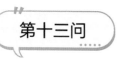

第十三问

自体和供者 CAR-T 细胞有什么区别?

一、自体 CAR-T 细胞

目前上市的 CAR-T 细胞产品和大多数 CAR-T 细胞临床研究产品都是采集患者自身的 T 淋巴细胞制备而成的 CAR-T 细胞。当 CAR-T 细胞来源于患者自身的 T 淋巴细胞时,可以避免患者自身免疫系统排斥 CAR-T 细胞,也可以避免 CAR-T 细胞攻击机体。但患者自体 T 细胞经既往多次化疗的影响,可能导致 CAR-T 细胞制备失败或存在杀伤功能欠佳等缺陷。

二、供者 CAR-T 细胞

CAR-T 细胞治疗也可使用 HLA 全相合(供受者人类白细胞抗原完全匹配)或亲缘半相合(供受者在通常检测的 HLA 的 10 个位点中,至少有 5 个位点相合)的供者 T 淋巴细胞制备 CAR-T 细胞,随后回输给患者(图 1-13)。当患者自身 T 淋巴细胞数量不足、功能低下或异基因造血干细胞移植后复发时,可以采用供者 CAR-T 细胞进行治疗。供者 CAR-T 细胞治疗存在患者免疫系统排斥 CAR-T 细胞导致存续时间短、CAR-T 细胞攻击宿主导致移植物抗宿主病等风险。由于供者 T 细胞均为健康人来源,供者 CAR-T 细胞杀伤功能往往比自体 CAR-T 细胞强大。

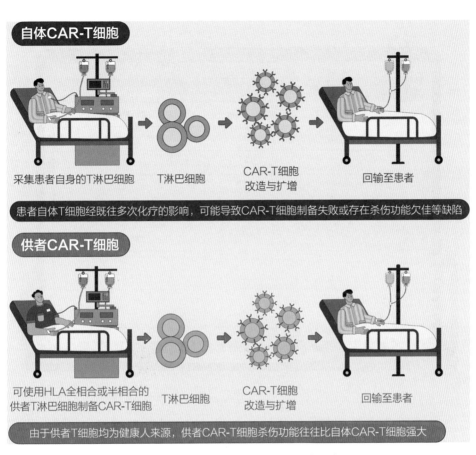

图 1-13　受者和供者 CAR-T 细胞治疗

第十四问

通用型 CAR-T 细胞是什么?

通用型 CAR-T 细胞是指使用健康供者的 T 淋巴细胞制备而成的低免疫原性的 CAR-T 细胞,可以实现同种 CAR-T 细胞给多位患者治疗(图 1-14)。这样的 CAR-T 细胞又被称为"现货型"CAR-T 细胞。

自体CAR-T	VS	通用CAR-T
患者本人	来源	健康人群/干细胞来源
数月~数年	持久性	数周~数月
>100万元	成本	<10万元
时间长，制备至少2~3周可能失去治疗时机	时效性	即用型即时可用，及时救治
不确定，受自体T细胞功能影响	临床效果	可能更佳，T细胞质量稳定疗效好
难以量产	产能	不受限制
低，HIV、HBV感染者难以入组	可及性	高，均适用

图 1-14　通用型 CAR-T 细胞与自体 CAR-T 细胞的比较

通用型 CAR-T 细胞往往需要通过基因编辑或其他技术手段进一步去除供者 T 淋巴细胞表面参与免疫排斥的分子，从而防止回输后患者免疫系统对异体 CAR-T 细胞的排斥，也有效防止了异体 CAR-T 细胞对患者的免疫攻击。2022 年 9 月，浙江大学医学院附属第一医院的黄河教授团队在国际顶尖杂志 Cell Research 上发表了针对通用型 CD7 CAR-T 细胞的研究成果，结果显示该产品治疗 CD7 阳性的血液恶性肿瘤患者总体反应率达 82%，并且安全性及耐受性良好。

通用型 CAR-T 细胞的突出优势是提供了一种全新的治疗策略。通过构建低免疫原性的 CAR-T 细胞，打破了传统的单人单次的低效率、高成本技术体系，制备出同货架上传统药物一样可随取随用的 CAR-T 细胞。通用型 CAR-T 细胞来源于健康供者，因此 CAR-T 细胞的质量稳定，适合于自身 T 细胞数量和质量不理想的群体。且因无须等待 CAR-T 细胞制备，通用型 CAR-T 细胞也同样适合于病情快速进展的患者。

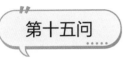

第十五问

冻存的 CAR-T 细胞还能再用吗？

　　冻存的 CAR-T 细胞产品是可用的。随着全球 CAR-T 细胞产品规模化生产，细胞冻存技术逐渐发展成熟，CAR-T 细胞产品可经严格质量监督及放行后冻存于 −196℃ 液氮中，通过标准的细胞复苏流程投入临床使用（图 1-15）。

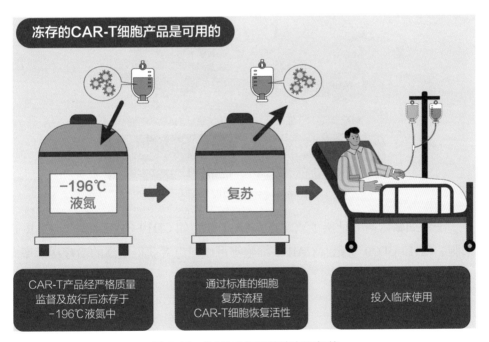

图 1-15　CAR-T 细胞的冻存和复苏

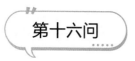

双靶点 CAR-T 细胞是什么？

双靶点 CAR-T 细胞是可以同时识别两种肿瘤特异性蛋白的 CAR-T 细胞，以此类推，三靶点或以上的 CAR-T 就可以识别更多特异性蛋白（图 1-16）。这种 CAR-T 细胞的意义在于可以扩大对肿瘤细胞的杀伤范围，尤其适合治疗单一靶点无法清除的肿瘤类型，如急性髓系白血病、实体肿瘤等。

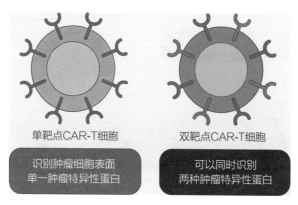

图 1-16　单靶点、双靶点 CAR-T 细胞

一系列临床研究证实了双靶点 CAR-T 细胞如 CD19-CD22 双靶点 CAR-T 细胞、CD19-CD20 双靶点 CAR-T 细胞等可以使患者获得更高的治疗缓解率。

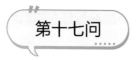

CAR-T 细胞序贯疗法是怎样进行的？

CAR-T 细胞序贯治疗是指患者在首次接受 CAR-T 细胞治疗后，再次接受不同靶点的 CAR-T 细胞治疗的临床治疗模式，就像在患者体内进行一场对抗肿瘤的"接力赛"，对肿瘤细胞表面的不同靶点进行多次、全方位的攻击，从而减少 CAR-T 细胞治疗后复发的风险（图 1-17）。临床医生会根据患者病情评估决定两次 CAR-T 细胞输注的间隔时间。

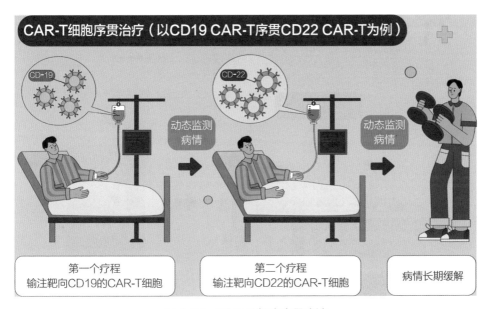

图 1-17　CAR-T 细胞序贯疗法

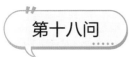

上市的 CAR-T 细胞产品和临床研究的 CAR-T 细胞有什么区别？

　　CAR-T 细胞作为一种新型细胞免疫治疗药物，在上市前药物企业需要向国家药品监督管理局提交新药注册临床研究申请，经批准后开展注册临床研究，即 IND 临床研究。CAR-T 细胞产品需要经过 I ～ II 期 IND 临床研究，不断增加受试人数以充分验证该产品的安全性和有效性，由监管机构审查通过后才可获批上市（图 1-18）。因此，上市的 CAR-T 细胞产品有着丰富的临床研究数据支持，属于收费药品。

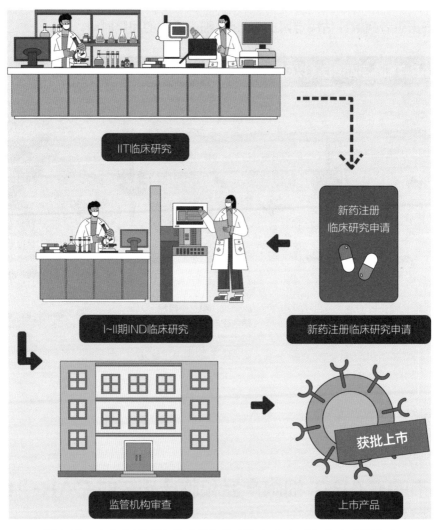

图 1-18　上市 CAR-T 细胞产品和临床研究 CAR-T 细胞产品的区别

研究者发起的临床研究（IIT）是指在医疗卫生机构内开展的医学研究或新技术的临床应用观察。其采用的 CAR-T 细胞往往是针对新适应证或者是疗效升级的新型 CAR-T 细胞，相应的具体治疗方案会根据不同临床研究项目有所不同。

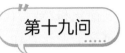

第十九问

上市的 CAR-T 细胞产品为什么这么贵？

　　CAR-T 细胞既是细胞免疫治疗的主角，也是个体化制备的药物。现阶段批准的用于临床治疗的商业化 CAR-T 细胞产品价格较为昂贵，其中美国 FDA 批准的各类 CAR-T 细胞产品定价在 37.3 万～47.5 万美元（约合人民币 268 万～342 万元）。目前，国内上市的 CAR-T 细胞产品定价分别为 120 万元、129 万元、116 万元和 99.90 万元，价格较美国便宜（图 1-19）。

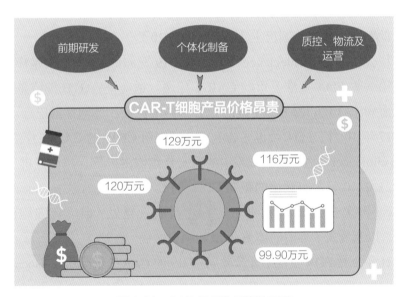

图 1-19　CAR-T 细胞昂贵的原因

　　与目前市面上药物规模化、批量化、标准化生产的方式不同，CAR-T 细胞的制备高度个体化、定制化，且制备工艺复杂，其价格由多方面因素决定，其中包括运营、生产、质控、研发、物流等各类成本。整个生产流程中，占用成本最多的是培养及转导 CAR-T 细胞所用的培养液、质粒、核酶、病毒载体等耗材。因此，随着 CAR-T 细胞研发设计和生产流程的不断优化，CAR-T 细胞生产公司可采用新的制备方法（通用型、非病毒转染体系等），并通过提高原材料使用效率、实施新技术、简化和 / 或替代 / 合并单元操作及扩大生产规模等方法，一定程度上降低了商业化 CAR-T 细胞产品的价格。

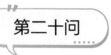

全球有哪些获批上市的 CAR-T 细胞产品？

目前中国和美国已获批上市的 CAR-T 细胞产品共计 11 款，其中，国内已获批上市 5 款，美国已上市 6 款（图 1-20）。

诺华公司的 tisagenlecleucel 是一种 CD19 靶向的 CAR-T 细胞疗法，也是全球第一款 FDA 批准上市的 CAR-T 疗法。适应证：① B 细胞急性淋巴细胞白血病（ALL）；②复发 / 难治大 B 细胞淋巴瘤、滤泡性淋巴瘤。

2017 年 10 月，FDA 批准了吉利德公司靶向 CD19 的 CAR-T 疗法 axicabtagene ciloleucel。适应证：复发 / 难治大 B 细胞淋巴瘤、滤泡性淋巴瘤。

2021 年 10 月，吉利德的靶向 CD19 的 CAR-T 细胞疗法 brexucabtagene autoleucel 再次获得 FDA 批准。适应证：成人复发 / 难治套细胞淋巴瘤（MCL），以及复发 / 难治前体 B 淋巴细胞白血病。

2021 年 2 月 FDA 批准第 4 款靶向 CD19 的 CAR-T 细胞疗法 lisocabtagene maraleucel。适应证：复发 / 难治大 B 细胞淋巴瘤。

idecabtagene vicleucel 是百时美施贵宝与合作伙伴蓝鸟生物研发的抗 B 细胞成熟抗原（BCMA）的 CAR-T 细胞疗法。适应证：复发性或难治性多发性骨髓瘤。

ciltacabtagene autoleucel 是 2022 年 2 月 FDA 批准的第一款由中国企业南京传奇生物研发的靶向 BCMA 的 CAR-T 疗法。适应证：用于治疗复发或难治性多发性骨髓瘤。

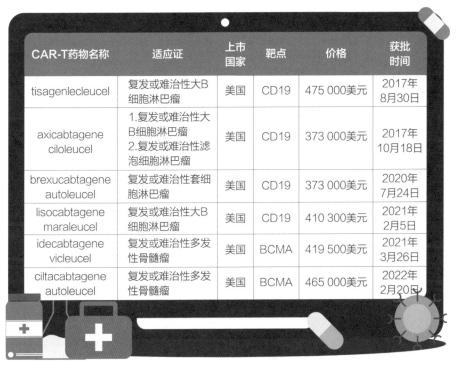

CAR-T药物名称	适应证	上市国家	靶点	价格	获批时间
tisagenlecleucel	复发或难治性大B细胞淋巴瘤	美国	CD19	475 000美元	2017年8月30日
axicabtagene ciloleucel	1.复发或难治性大B细胞淋巴瘤 2.复发或难治性滤泡细胞淋巴瘤	美国	CD19	373 000美元	2017年10月18日
brexucabtagene autoleucel	复发或难治性套细胞淋巴瘤	美国	CD19	373 000美元	2020年7月24日
lisocabtagene maraleucel	复发或难治性大B细胞淋巴瘤	美国	CD19	410 300美元	2021年2月5日
idecabtagene vicleucel	复发或难治性多发性骨髓瘤	美国	BCMA	419 500美元	2021年3月26日
ciltacabtagene autoleucel	复发或难治性多发性骨髓瘤	美国	BCMA	465 000美元	2022年2月20日

图 1-20　美国获批上市的 CAR-T 细胞产品

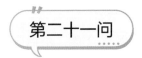

第二十一问

我国有哪些获批上市的 CAR-T 细胞产品?

截至目前,国内已有 5 款 CAR-T 细胞产品获批上市(图 1-21)。首款获批上市的 CAR-T 细胞治疗产品为复星凯特的阿基仑赛注射液,靶点为 CD19,适应证为接受过二线或以上系统治疗后的复发或难治性大 B 细胞淋巴瘤成人患者,包括弥漫大 B 细胞淋巴瘤非特指型、原发纵隔大 B 细胞淋巴瘤、高级别 B 细胞淋巴瘤和滤泡性淋巴瘤转化的弥漫大 B 细胞淋巴瘤。近期,国家药品监督管理局批准了阿基仑赛注射液的新适应证:一线免疫化疗无效或在一线免疫化疗后 12 个月内复发的成人大 B 细胞淋巴瘤。

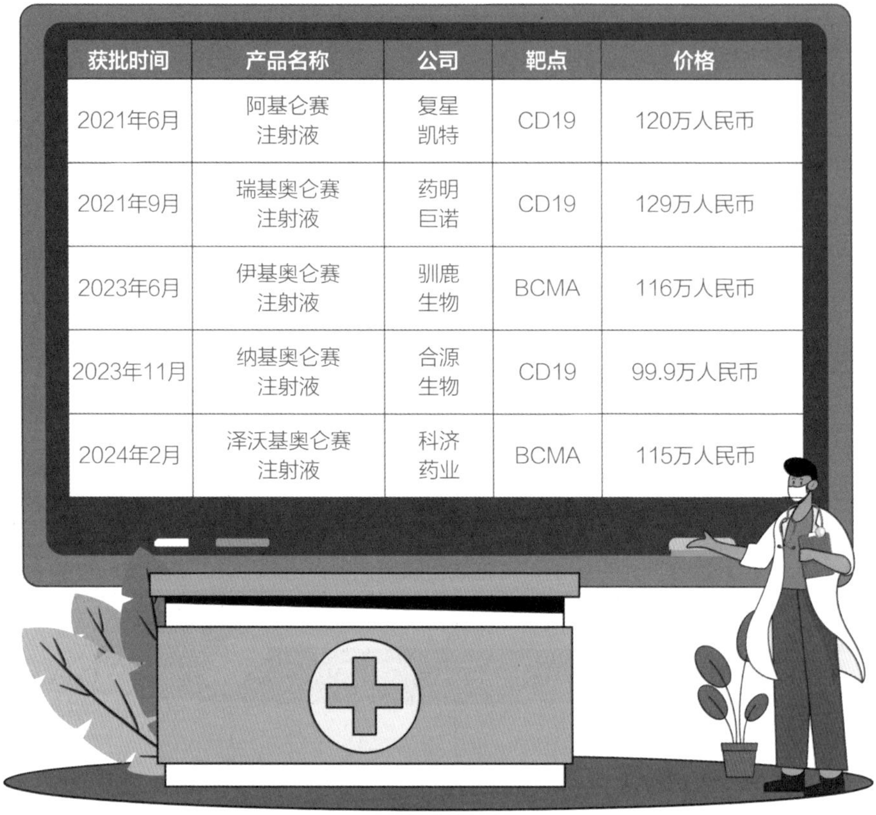

获批时间	产品名称	公司	靶点	价格
2021年6月	阿基仑赛注射液	复星凯特	CD19	120万人民币
2021年9月	瑞基奥仑赛注射液	药明巨诺	CD19	129万人民币
2023年6月	伊基奥仑赛注射液	驯鹿生物	BCMA	116万人民币
2023年11月	纳基奥仑赛注射液	合源生物	CD19	99.9万人民币
2024年2月	泽沃基奥仑赛注射液	科济药业	BCMA	115万人民币

图 1-21 我国获批上市的 CAR-T 细胞产品

国内获批上市的第二款 CAR-T 细胞治疗产品为瑞基奥仑赛，靶点为 CD19，适应证为接受过二线及以上系统治疗后的复发或难治性大 B 细胞淋巴瘤成人患者。

国内第三款获批上市的 CAR-T 细胞治疗产品为伊基奥仑赛，适应证为复发或难治性成人多发性骨髓瘤，即既往经过至少 3 线治疗后病情进展（至少使用过一种蛋白酶体抑制剂及免疫调节剂）。

国内第四款获批上市的 CAR-T 细胞治疗产品为纳基奥仑赛注射液，适应证为成人复发或难治性 B 细胞急性淋巴细胞白血病。

国内第五款获批上市的 CAR-T 细胞治疗产品为泽沃基奥仑赛，适应证为复发或难治性成人多发性骨髓瘤，即既往经过至少 3 线治疗后病情进展（至少使用过一种蛋白酶体抑制剂及免疫调节剂）。

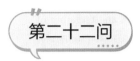

CAR-T 细胞研发全球进展如何？

近年来，国际 CAR-T 细胞治疗相关研究发展稳步推进，中国 CAR-T 细胞治疗也在蓬勃发展。

上市产品方面，美国已有 6 款 CAR-T 细胞产品获批上市，国内有 5 款 CAR-T 细胞产品获批上市（图 1-22）。

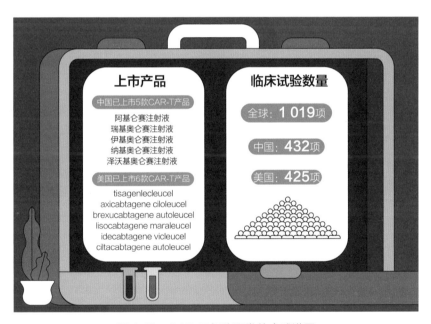

图 1-22　CAR-T 细胞研发的全球进展

临床研究方面，截至 2023 年 12 月 31 日，于 ClinicalTrials.gov 网站注册的全球 CAR-T 细胞临床试验数量已高达 1 019 项，其中美国现正开展的临床研究有 425 项，中国有 432 项，超过美国位居第一，中国在新靶点和新型细胞免疫治疗领域也取得了突破性的进展，如 CD7 CAR-T，GPRC5D CAR-T 等。

[1] ESHHAR Z, WAKS T, GROSS G, et al. Specific activation and targeting of cytotoxic lymphocytes through chimeric single chains consisting of antibody-binding domains and the γ or ζ subunits of the immunoglobulin and T-cell receptors[J]. Proc Natl Acad Sci U S A, 1993, 90(2): 720-724.

[2] MAHER J, BRENTJENS R J, GUNSET G, et al. Human T-lymphocyte cytotoxicity and proliferation directed by a single chimeric TCRζ /CD28 receptor[J]. Nat Biotechnol, 2002, 20(1): 70-75.

[3] IMAI C, MIHARA K, ANDREANSKY M, et al. Chimeric receptors with 4-1BB signaling capacity provoke potent cytotoxicity against acute lymphoblastic leukemia[J]. Leukemia, 2004, 18(4): 676-684.

第二篇

CAR-T 细胞可以治疗哪些疾病？

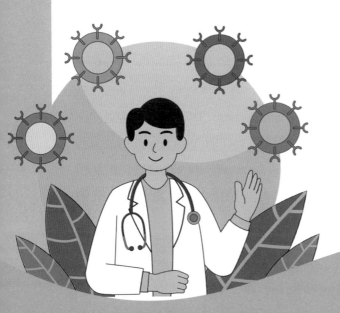

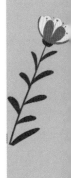

第二十三问

CAR-T 细胞治疗血液系统恶性肿瘤的疗效好吗?

是的。CAR-T 细胞首先在难治 / 复发血液系统恶性肿瘤患者中应用,并且取得巨大突破,第一个商品化的 CAR-T 细胞产品(tisagenlecleucel)适应证即为难治 / 复发的 B 细胞急性淋巴细胞白血病。2012 年,被确诊为急性淋巴细胞白血病且经 16 个月化学治疗仍无效的 6 岁美国女孩 Emily 接受 CAR-T 细胞治疗,距今 11 年仍处于无癌生存状态,创下了癌症免疫治疗史上的一大奇迹。目前 FDA 批准上市的 6 个 CAR-T 细胞产品适应证涵盖了难治 / 复发的 B 细胞白血病、淋巴瘤、多发性骨髓瘤等,在其二线及以上治疗无效的情况下仍取得了较为理想的治疗效果。目前临床研究数据显示 CAR-T 细胞治疗难治 / 复发急性 B 淋巴细胞白血病的完全缓解率达到 80%～93%;治疗难治 / 复发非霍奇金淋巴瘤的完全缓解率达到 40%～87.5%;治疗难治 / 复发多发性骨髓瘤的完全缓解率达到 45%～76%,可以看到 CAR-T 细胞治疗给难治 / 复发血液系统恶性肿瘤的患者带来极大的希望(图 2-1)。

相对而言,CAR-T 细胞治疗在实体瘤领域仍处于临床前研究及临床试验阶段。目前已报道显示获得极佳疗效的是 Claudin18.2 CAR-T 细胞治疗消化系统肿瘤。一项临床试验显示,其总体缓解率(overall response rate,ORR)和疾病控制率(disease control rate,DCR)分别达到 48.6% 和 73.0%,所有患者的无进展生存期中位数(median progression-free survival,mPFS)为 3.7 个月,6 个月时的总生存(overall survival,OS)率为 80.1%。另外,在治疗非肿瘤性疾病如系统性红斑狼疮方面,也有临床案例报道 CAR-T 细胞治疗使疾病得到了缓解。

总体而言,CAR-T 细胞治疗在血液系统恶性肿瘤领域已相对成熟,有足够临床数据证明其优越的治疗效果；而在其他实体肿瘤和良性疾病领域，CAR-T 细胞治疗仍处于临床前及临床试验阶段，但也极具前景。

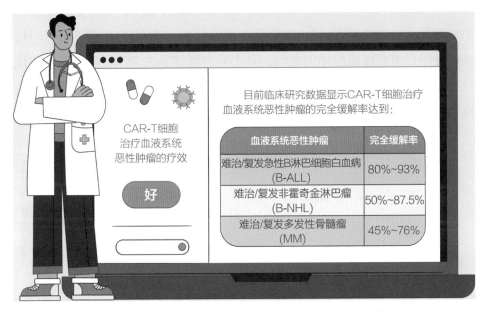

目前临床研究数据显示CAR-T细胞治疗血液系统恶性肿瘤的完全缓解率达到：

血液系统恶性肿瘤	完全缓解率
难治/复发急性B淋巴细胞白血病（B-ALL）	80%~93%
难治/复发非霍奇金淋巴瘤（B-NHL）	50%~87.5%
难治/复发多发性骨髓瘤（MM）	45%~76%

图 2-1　CAR-T 细胞治疗三大血液系统恶性肿瘤的疗效

第二十四问

CAR-T 细胞可以治疗初发血液系统恶性肿瘤患者吗？

目前上市的 CAR-T 细胞产品及大多处于临床试验阶段的 CAR-T 细胞，适应证均为难治 / 复发的血液系统恶性肿瘤患者。针对急性淋巴细胞白血病，患者需接受二线及以上方案治疗无效或复发；针对多发性骨髓瘤，患者则需接受三线及以上治疗无效或复发才符合 CAR-T 细胞治疗的适应证。已有的大量临床试验数据显示，在难治 / 复发的血液系统恶性肿瘤中，

CAR-T 细胞治疗显示出极佳的疗效。

由于 CAR-T 细胞治疗被公认为疗效佳、毒副作用小的治疗方案，目前已有临床研究将其作为一线方案。ZUMA-12 为全球首个评估阿基仑赛治疗高危大 B 细胞淋巴瘤一线治疗方案的研究，截至 2021 年 5 月 17 日，该研究项目的总体反应率为 89%，其中完全缓解率为 78%，随访时间中位数为 15.9 个月，73% 的患者保持持续缓解。该研究表明，阿基仑赛作为高危大 B 细胞淋巴瘤的一线治疗是有效和安全的（图 2-2）。

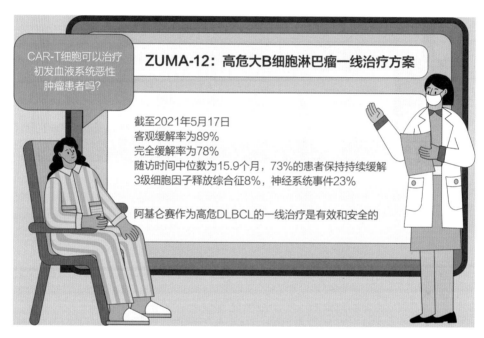

图 2-2　CAR-T 细胞作为高危大 B 细胞淋巴瘤一线治疗有效

因此，对于初发的血液系统恶性肿瘤患者，CAR-T 细胞治疗未来有可能成为一线治疗，潜在获益可能较大。目前，越来越多的 CAR-T 细胞治疗临床研究聚焦于初发血液系统恶性肿瘤患者的一线治疗，我们需要更多的研究数据明确 CAR-T 细胞治疗作为一线治疗与传统化疗使患者获益的区别，以及 CAR-T 细胞治疗相关的近期、远期并发症，从而为患者提供更加有益的治疗方案选择。

第二十五问

CAR-T 细胞可以治疗哪些实体肿瘤？

目前针对实体肿瘤，CAR-T 细胞无商业化上市产品，均处于临床前或临床试验阶段。目前已报道显示极佳疗效的是靶向 Claudin18.2 的 CAR-T 细胞治疗消化系统恶性肿瘤。一项临床试验显示，总体缓解率和疾病控制率分别达到 48.6% 和 73.0%，所有患者的无进展生存期中位数为 3.7 个月，6 个月时的总生存率为 80.1%。

截至 2023 年 12 月 31 日，在全球临床试验注册中心 ClinicalTrials.gov 官方网站上已完成注册的 CAR-T 细胞治疗实体瘤的临床试验共 225 个，具体涉及胶质母细胞瘤、肺癌、乳腺癌、肝癌、胃癌、胰腺癌、卵巢癌、前列腺癌等（图 2-3）。国内目前已通过 IND 批准的 CAR-T 细胞治疗实体瘤的临床试验包括针对肝癌的 GPC3 CAR-T 细胞、针对肺癌和胰腺癌的 Claudin18.2 CAR-T 细胞，以及针对肾癌的 CD70 CAR-T 细胞相关临床试验。

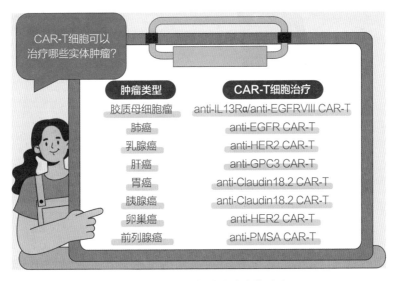

图 2-3　CAR-T 细胞治疗实体肿瘤

第二十六问

CAR-T 细胞可以治疗风湿免疫系统疾病吗？

可以（图 2-4）。风湿免疫系统疾病是一种以侵犯关节、骨骼、肌肉、血管、腺体及有关软组织或结缔组织为主的疾病，其中多数为自身免疫病，包括类风湿关节炎、系统性红斑狼疮等。风湿免疫系统疾病的主要发病原因是机体免疫系统（T 细胞或产生抗体的 B 细胞）对自身组织产生免疫应答，导致自身组织器官不同程度的损伤或破坏。针对风湿免疫系统疾病，通常可采取糖皮质激素、免疫抑制剂等治疗方案，但患者容易产生耐药，急需新的治疗方案。

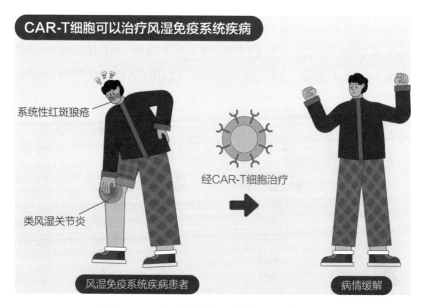

图 2-4　CAR-T 细胞治疗风湿免疫系统疾病

CAR-T 细胞可通过靶向 B 细胞表面的 CD19 分子来清除 B 细胞，以减少免疫系统对自身组织的攻击，从而达到治疗目的。目前国际上 CAR-T

细胞治疗风湿免疫系统疾病有了较大的突破。2021 年 8 月 5 日，*The New England Journal of Medicine* 报道了一名 20 岁的重度难治性系统性红斑狼疮女性患者（伴发活动性狼疮肾炎、肾病综合征、心包炎等，曾使用多种免疫抑制剂治疗）在接受自体 CD19 CAR-T 细胞治疗后病情快速缓解。2022 年 9 月 15 日，*Nature Medicine* 报道了 5 名难治性系统性红斑狼疮患者经过 CD19 CAR-T 细胞治疗后，症状改善，实现了无需服用药物而保持长期缓解，且最长达到 17 个月未复发。另外，2022 年 8 月，由驯鹿生物和信达生物联合开发的 BCMA CAR-T 细胞产品伊基奥仑赛获批 IND 临床研究用于治疗包括视神经脊髓炎谱系疾病在内的多种自身免疫性疾病。

第二十七问

CAR-T 细胞还能治疗哪些其他疾病？

目前，CAR-T 细胞治疗血液系统恶性肿瘤相对较为成熟，在治疗肺癌、乳腺癌、大肠癌、肝癌、胃癌、前列腺癌等实体肿瘤领域也颇具研究及发展前景。而 CAR-T 细胞治疗的机制，是通过针对肿瘤细胞的特定靶点，利用基因工程改造患者外周血 T 淋巴细胞，使其具备可识别肿瘤细胞表面特征性蛋白的 CAR 分子，在患者体内激活、扩增，发挥靶向治疗作用。

因此，针对特定疾病确定合适、有效的靶点后，CAR-T 细胞治疗有希望应用于除血液系统恶性肿瘤、实体肿瘤、自身免疫性疾病等以外的更多疾病。目前，已有报道 CAR-T 细胞用于治疗心肌纤维化，也有学者借助动物模型研究提出 CAR-T 细胞有望治疗 1 型糖尿病、寻常型天疱疮、免疫性血小板减少性紫癜、自身免疫性溶血性贫血等由 B 细胞分泌自身抗体异常导致的疾病（图 2-5）。未来 CAR-T 细胞也有望清除衰老细胞以延缓衰老。

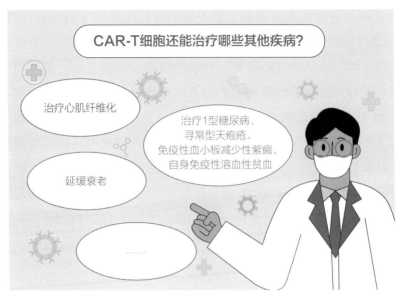

图 2-5　CAR-T 细胞治疗其他疾病

第二十八问

乙型肝炎或艾滋病患者能接受 CAR-T 细胞治疗吗？

　　我国是乙型肝炎高发国家，感染人数占全世界乙型肝炎人群的三分之一，且淋巴瘤患者多伴有乙型肝炎病毒感染。此外，艾滋病患者本身免疫力低下，患非霍奇金淋巴瘤的风险较高。对乙型肝炎或艾滋病伴血液系统恶性肿瘤患者而言，接受 CAR-T 细胞治疗面临着极大的挑战（图 2-6）。

　　乙型肝炎患者若需要接受 CAR-T 细胞治疗，其风险在于患者淋巴细胞采集制备过程中，有乙型肝炎病毒污染制备生产线的风险；此外，CAR-T 细胞治疗过程中会释放大量细胞因子，可能会加剧乙型肝炎相关的肝脏损伤。目前大多数临床试验并不将乙型肝炎作为绝对禁忌证，但考虑乙型肝炎血清抗原阳性、乙型肝炎病毒 DNA 拷贝数高于正常值上限或未经抗病毒治疗的活动性 HBV 感染人群是发生重度毒性风险较高的人群。

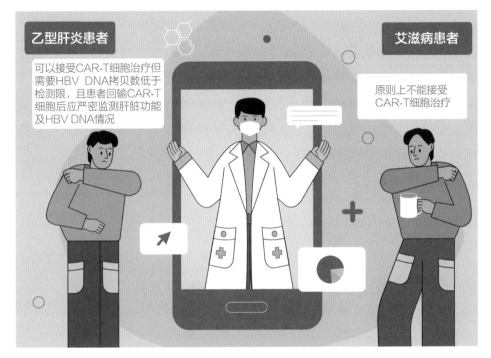

乙型肝炎患者

可以接受CAR-T细胞治疗但需要HBV DNA拷贝数低于检测限，且患者回输CAR-T细胞后应严密监测肝脏功能及HBV DNA情况

艾滋病患者

原则上不能接受CAR-T细胞治疗

图 2-6　乙型肝炎患者可接受 CAR-T 细胞治疗，艾滋病患者不可

艾滋病患者同样面临自体淋巴细胞采集制备过程中病毒污染的问题；另外，大部分临床试验将艾滋病列为禁忌证，因此目前对艾滋病患者的 CAR-T 细胞治疗尚无大量临床试验数据。但也有小型临床试验数据显示其有效性和安全性：2022 年美国血液学会（ASH）年会上发表的一项小型回顾性研究的结果首次提示，CAR-T 细胞疗法对 HIV 感染患者同样有效，并且没有带来额外的安全风险；一项由艾滋病恶性肿瘤联盟（AMC）与国际血液和骨髓移植研究中心（CIBMTR）开展的研究中，19 例可评估患者中 10 例达到客观缓解，其中 8 例达到完全缓解，14 例发生了细胞因子释放综合征，5 例发生免疫效应细胞相关神经毒性综合征（ICANS），其中 3 例为 3 级症状，1 例为 4 级症状。

鉴于上述风险，CAR-T 细胞生产车间需要设立独立的生产体系，避免病毒在生产过程中发生传播，或者推荐患者选择通用型细胞治疗产品。此外，目前越来越多的 CAR-T 细胞治疗研究入组了乙型肝炎或艾滋病患者，在治疗过程中该类患者须接受抗病毒药物治疗，并加强治疗过程中的病毒载量和临床症状的监测。

针对已上市的商业化 CAR-T 细胞产品，艾滋病是禁忌证，乙型肝炎并不是禁忌证，但需要 HBV DNA 拷贝数低于检测限，且患者回输 CAR-T 细胞后应严密监测肝脏功能及乙型肝炎病毒 DNA 情况。建议有乙型肝炎感染史的患者使用抗乙型肝炎病毒药物进行预防，对乙型肝炎表面抗原阳性患者应规律给予抗病毒治疗。

第二十九问

重要脏器功能异常的患者能接受 CAR-T 细胞治疗吗？

血液肿瘤终末期，患者常伴有重要脏器功能异常，而 CAR-T 细胞疗法在治疗过程中可能发生细胞因子释放综合征和神经毒性等治疗相关并发症，会进一步加重患者脏器功能损伤。因此，医生需要对这类患者的重要脏器功能进行全面细致地评估，并结合患者病情和治疗需求进行综合考量（图 2-7）。

轻度重要脏器功能异常的患者须严密监控病情，予以对症支持治疗，经评估后可行 CAR-T 细胞治疗；而重度重要脏器功能异常的患者行 CAR-T 细胞治疗风险较高，可能会加重脏器功能损伤，建议重要脏器功能改善后再考虑行 CAR-T 细胞治疗。

目前在行 CAR-T 细胞治疗前，医生会对患者心、肺、肾、肝功能进行全面评估。2021 年 CAR-T 细胞治疗的 EBMT 指南建议接受 CAR-T 细胞治疗的患者达到胆红素 <34mmol/L、AST/ALT<4ULN、肌酐清除率 >30ml/min、左室射血分数（LVEF）>40%、心电图排除异常心律失常等再行治疗。

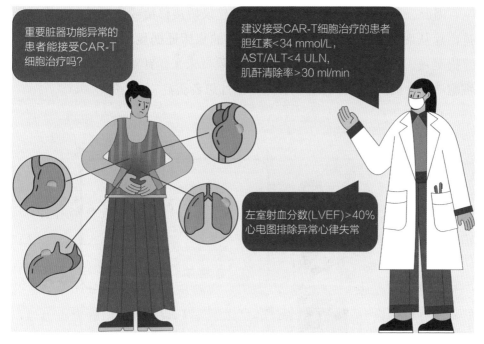

图 2-7　先调节重要脏器功能,后行 CAR-T 细胞治疗

第三十问

CAR-T 细胞治疗可以根治疾病吗?

可以。美国白血病患儿 Emily 是世界上第一位接受 CAR-T 细胞治疗的儿童,至今她已经无病生存 11 年了。

目前的循证证据显示,CAR-T 细胞治疗不同血液系统恶性肿瘤有不同的复发率:急性 B 淋巴细胞白血病(B-ALL)患者完全缓解率高而缓解时间较短(即易复发);B 细胞淋巴瘤患者完全缓解率较 B-ALL 低但复发率较低;有部分多发性骨髓瘤患者在治疗后、无维持治疗的情况下可以获得长期缓解。

因此，对于有高复发风险的患者，建议桥接移植或使用靶向药物等维持治疗从而减少复发概率。另外，近期的临床证据显示将 CAR-T 细胞治疗提至一、二线治疗可减少疾病复发风险。未来，针对不同疾病，CAR-T 细胞治疗会提供更加个性化的方案，增加患者获益（图 2-8）。

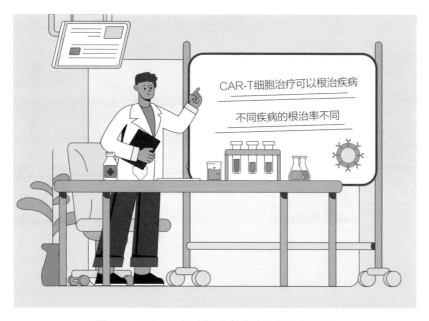

图 2-8　CAR-T 细胞根治各疾病的根治率不同

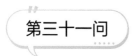

CAR-T 细胞治疗后还需要接受其他治疗吗？

原则上不需要。如 CAR-T 细胞治疗后疾病处于持续缓解状态，尤其是监测发现 CAR-T 细胞持续存在的情况下，患者不需要接受其他治疗，继续定期随访监测即可。

目前有临床研究正在探索 CAR-T 细胞治疗后联合其他药物促进

CAR-T 细胞的功能及维持，从而减少疾病复发。急性 B 淋巴细胞白血病患者在 CAR-T 细胞治疗完全缓解后复发率较高，因此推荐这部分患者在完全缓解后接受异基因造血干细胞移植以降低复发率，促进长期生存（图 2-9）。

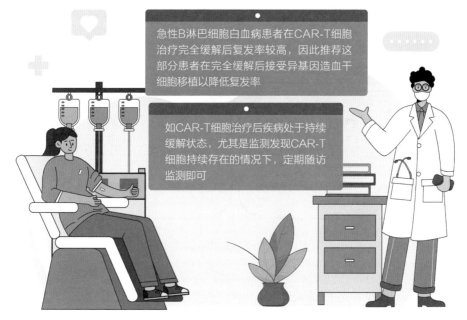

图 2-9　CAR-T 细胞治疗后根据病情决定是否接受其他治疗

第三十二问

CAR-T 细胞治疗可能失败吗？

CAR-T 细胞治疗周期长，其过程包括治疗前评估、外周血单个核细胞采集、桥接治疗、CAR-T 细胞制备、清淋化疗、CAR-T 细胞回输、回输后监测、毒副作用管理、长期随访等环节。因此，其疗效受多方面因素影响，如患者体能状态、合并症情况等个体差异，以及 T 细胞来源、CAR-T 细胞活性及功能等。常见的 CAR-T 细胞治疗失败的原因如下（图 2-10）。

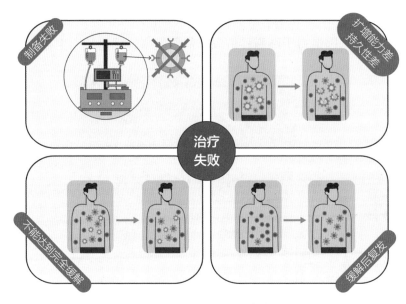

图 2-10　CAR-T 细胞治疗失败的原因

　　1. 由于患者肿瘤负荷高、既往治疗线数多等因素，T 细胞功能不佳，导致 CAR-T 细胞制备失败（失败率 10%～15%）。

　　2. CAR-T 细胞在体内扩增能力差，持续时间短。

　　3. CAR-T 细胞治疗后不能达到完全缓解（急性 B 淋巴细胞白血病的完全缓解率为 80%～93%；非霍奇金淋巴瘤的完全缓解率 40%～87.5%；多发性骨髓瘤的完全缓解率为 45%～76%）。

　　4. CAR-T 细胞治疗后复发。

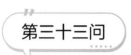

第三十三问

CAR-T 细胞治疗无效或复发怎么办？

CAR-T 细胞治疗无效或复发有多种原因，可以根据原因进行相应处理（图 2-11）。

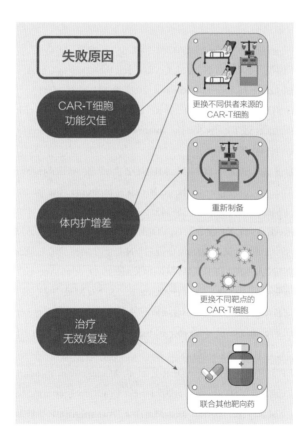

图 2-11　CAR-T 细胞治疗无效或复发的处理

一、CAR-T 细胞功能欠佳

若因患者自身 T 细胞功能不佳，导致自体 CAR-T 细胞回输治疗无效，可以考虑更换为供者来源的 CAR-T 细胞或者通用型 CAR-T 细胞进行治疗。

二、CAR-T 细胞体内扩增差

可重新制备，或改换供者来源的 CAR-T 细胞或者通用型 CAR-T 细胞。

三、CAR-T 细胞治疗后无效 / 复发

可以考虑更换抗体单链片段（目前大多数 CD19 CAR-T 细胞采用的是鼠源化 CD19 抗体单链片段，如果输注无效可以更换人源化 CD19 CAR-T 细胞进行治疗）、更换靶点（如果单一靶点如 CD19 无法实现完全缓解，可以根据患者肿瘤特征选择双靶点或多靶点 CAR-T 细胞或者序贯输注 CAR-T 细胞进行治疗）、接受其他治疗（如造血干细胞移植、靶向药等）等。

[1] HU Y X, FENG J J, GU T N, et al. CAR T-cell therapies in China: rapid evolution and a bright future[J]. Lancet Haematol, 2022, 9(12): e930-e941.

[2] JIANG H, SHI Z M, WANG P, et al. Claudin18.2-specific chimeric antigen receptor engineered T cells for the treatment of gastric cancer[J]. J Natl Cancer Inst, 2019, 111(4): 409-418.

[3] NEELAPU S S, DICKINSON M, MUNOZ J, et al. Axicabtagene ciloleucel as first-line therapy in high-risk large B-cell lymphoma: the phase 2 ZUMA-12 trial[J]. Nat Med, 2022, 28(4): 735-742.

[4] MOUGIAKAKOS D, KRÖNKE G, VÖLKL S, et al. CD19-targeted CAR T cells in refractory systemic lupus erythematosus[J]. N Engl J Med, 2021, 385(6): 567-569.

[5] MACKENSEN A, MÜLLER F, MOUGIAKAKOS D, et al. Anti-CD19 CAR T cell therapy for refractory systemic lupus erythematosus[J]. Nat Med, 2022, 28(10): 2124-2132.

[6] LIU B F, ZHANG W Y, XIA B J, et al. Broadly neutralizing antibody-derived CAR T cells reduce viral reservoir in individuals infected with HIV-1[J]. J Clin Invest, 2021, 131(19): e150211.

[7] HAYDEN P J, RODDIE C, BADER P, et al. Management of adults and children receiving CAR T-cell therapy: 2021 best practice recommendations of the European Society for Blood and Marrow Transplantation (EBMT) and the Joint Accreditation Committee of ISCT and EBMT (JACIE) and the European Haematology Association (EHA)[J]. Ann Oncol, 2022, 33(3): 259-275.

[8] KANATE A S, MAJHAIL N, DEFILIPP Z, et al. Updated indications for immune effector cell therapy: 2023 Guidelines from the American Society for Transplantation and Cellular Therapy[J]. Transplant Cell Ther, 2023, 29(10): 594-597.

CAR-T 细胞治疗
急性淋巴细胞白血病
（ALL）

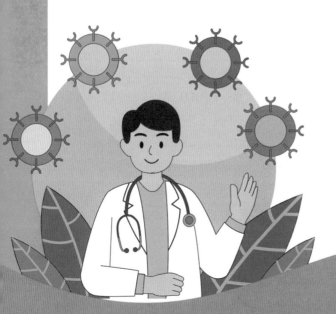

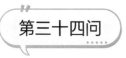

什么是难治性 ALL 和复发 ALL？

急性淋巴细胞白血病（ALL）是一种常见的血液系统恶性肿瘤，多以出血、感染、贫血等为主要临床表现。近年来，随着 ALL 诊断方法与治疗方案的不断改进，患者的预后有了较大提升，但仍有部分患者发展为难治或复发阶段，预后差，生存期短，为患者及其家庭带来痛苦和负担。

难治性急性淋巴细胞白血病通常指标准诱导化疗方案结束后未能取得完全缓解（complete response，CR）或血细胞未完全恢复的 CR（CRi）；复发急性淋巴细胞白血病指已取得完全缓解的患者外周血或骨髓中又出现原始细胞比例 >5% 或出现髓外疾病（图 3-1）。难治性急性淋巴细胞白血病和复发急性淋巴细胞白血病统称为难治/复发急性淋巴细胞白血病（relapsed/refractory acute lymphoblastic leukemia，R/R ALL）。

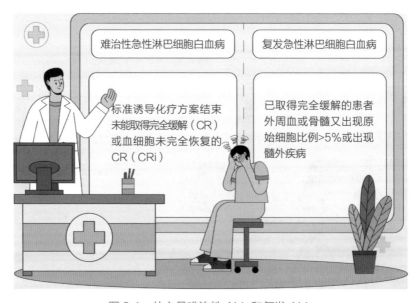

图 3-1　什么是难治性 ALL 和复发 ALL

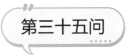

第三十五问

哪些 ALL 患者适合 CAR-T 细胞治疗？

目前国内已有一款商业化的 CAR-T 细胞产品纳基奥仑赛注射液，用于难治 / 复发急性淋巴细胞白血病治疗，其他均处于临床研究阶段。不同临床研究的适应证要求会有些差异，以下总结一般入选标准和排除标准（图 3-2）。如患者要入组具体临床研究项目，可进一步咨询相关临床研究的入排标准。

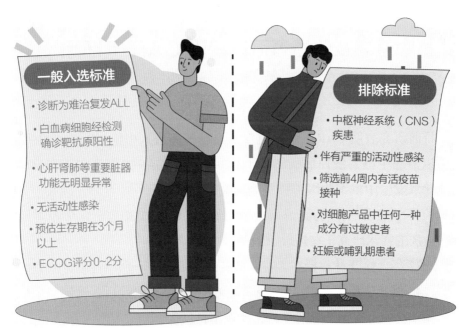

图 3-2　CAR-T 细胞治疗 ALL 临床研究的一般入选标准和排除标准

一、一般入选标准

①诊断为难治 / 复发 ALL；②白血病细胞经免疫学检测确诊靶抗原阳性；③心、肝、肾、肺等重要脏器功能无明显异常；④无活动性感染；⑤预

估生存期在 3 个月以上；⑥ ECOG 评分 0～2 分。

二、排除标准

①中枢神经系统（CNS）疾患；②伴有严重的活动性感染；③筛选前 4 周内有活疫苗接种史；④对细胞产品中任何一种成分有过敏史者；⑤妊娠或哺乳期患者。

随着 CAR-T 细胞治疗的安全性和有效性得到的验证越来越多，CAR-T 细胞治疗急性淋巴细胞白血病也正在开展一线治疗的临床研究，未来急性淋巴细胞白血病可能会作为 CAR-T 细胞一线治疗的适应证。

第三十六问

ALL 中枢累及的患者可以接受 CAR-T 细胞治疗吗？

目前研究表明 CAR-T 细胞可穿透血脑屏障进入中枢，因此 CAR-T 细胞可以清除中枢系统白血病细胞（图 3-3）。但 CAR-T 细胞在杀伤过程中可能导致发生中枢细胞因子风暴等风险，严重者可危及生命，故大部分临床试验将中枢累及作为排除标准。目前也有 CAR-T 细胞治疗中枢神经系统白血病的临床研究正在进行中。

2022 年，徐开林教授在 *Blood* 发表的全国多中心回顾性临床研究结果表明，48 例伴中枢累及的 ALL 患者经 CAR-T 细胞治疗后，骨髓和中枢的白血病细胞均可得到有效清除，无严重不良反应。

综上，CAR-T 细胞治疗中枢累及的 ALL 患者安全性和有效性较好，但在实际治疗过程中，主管医生须谨慎、全面评估，衡量风险后决定患者是否入组 CAR-T 细胞治疗临床研究。

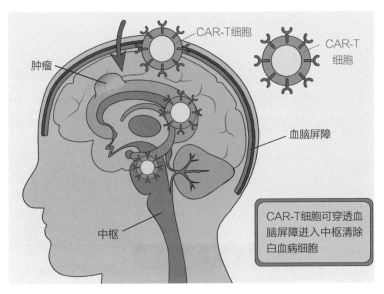

图 3-3　CAR-T 细胞治疗中枢系统白血病细胞

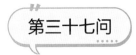

异基因造血干细胞移植后复发的 ALL 患者可以接受 CAR-T 细胞治疗吗？

异基因造血干细胞移植（allogeneic hematopoietic stem cell transplantation，allo-HSCT）后复发的患者往往对传统化疗、靶向药物等均耐药，且患者移植过程经历了大剂量化疗，移植后使用了各种抗排异药物，以及各种移植并发症等，常导致患者体能状况差、治疗选择有限，预后不良，生存期短。CAR-T 细胞治疗作为一种新型的精准免疫靶向治疗，可以作为异基因造血干细胞移植后复发的一种治疗方案（图 3-4）。建议复发患者可在无免疫抑制剂使用、无活动性移植物抗宿主病的情况下选择 CAR-T 细胞治疗。

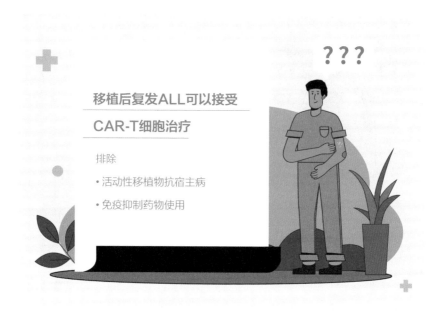

图 3-4　CAR-T 细胞治疗 allo-HSCT 后复发 ALL 患者

第三十八问

异基因造血干细胞移植后复发的 ALL 患者应选择供者 T 细胞还是自体 T 细胞制备 CAR-T 细胞?

　　供者或患者自体 T 细胞均可以制备 CAR-T 细胞,但因移植后免疫抑制剂使用等对患者自体 T 淋巴细胞功能有抑制作用,约有 10% 的患者自体 T 细胞制备 CAR-T 失败;即使成功制备,CAR-T 细胞的增殖和杀伤能力也会受到影响。而造血干细胞移植供者为健康供者,细胞质量好,未经免疫抑制剂暴露,CAR-T 细胞制备成功率高,增殖和杀伤功能强(图 3-5)。故供者和自体 T 细胞均可选择用于制备 CAR-T 细胞,但优先选择供者来源 T 细胞。

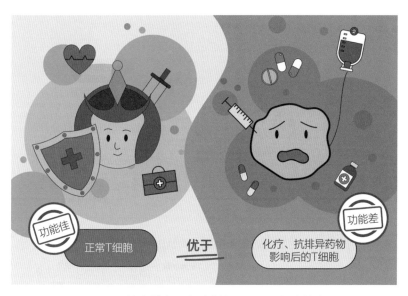

图 3-5　健康供者 T 细胞制备 CAR-T 细胞较优

第三十九问

ALL 患者什么时候接受 CAR-T 细胞治疗是最合适的？

对于难治 / 复发的 ALL 患者来说，原则上 CAR-T 细胞治疗可以成为挽救性治疗的首选方案。CAR-T 细胞治疗的最佳时机通常是在患者肿瘤负荷较低、体能状态较好、无合并活动性感染等情况下。目前研究认为之前接受过化疗次数越少，CAR-T 细胞功能越好，疗效也越好。且随着疾病进展，尤其是难治 / 复发 ALL 患者的肿瘤细胞增殖速度快，患者免疫功能低下，伴随一般情况与日俱退，最终易导致无法耐受 CAR-T 细胞治疗的不良反应。因此，推荐患者一旦符合难治 / 复发的标准，只要满足临床研究入组条件，应尽可能早地入组 CAR-T 细胞临床研究（图 3-6）。

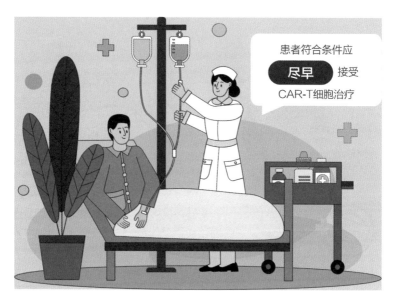

图 3-6　符合条件者尽早接受 CAR-T 细胞治疗

第四十问

ALL 患者在 CAR-T 细胞制备期需要接受化学治疗吗？

　　CAR-T 细胞制备大约需要 2～3 周时间，针对部分疾病进展迅速的复发难治 ALL 患者，需要在淋巴细胞采集术后的 CAR-T 细胞制备期进行桥接化疗，以控制疾病进展（图 3-7）。

　　桥接化疗方案一般选择毒副作用小、化疗药物半衰期短的减瘤方案。减瘤治疗的目的并非是使患者病情达到完全缓解，而是控制白血病细胞增殖，最终通过 CAR-T 细胞清除患者体内的白血病细胞。因此，主管医生会根据患者的体能状态、既往用药情况等选择减瘤方案的具体药物。

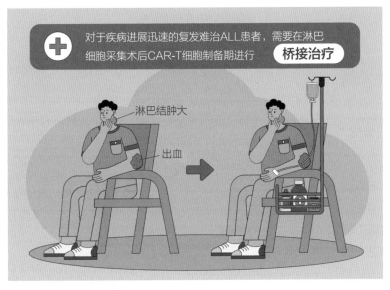

图 3-7　部分患者需根据病情接受桥接治疗

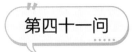

ALL 患者在预处理化疗后多久回输 CAR-T 细胞？

　　ALL 患者一般在预处理化疗结束后的第 2～3 天回输 CAR-T 细胞（图 3-8）。少数特殊情况下，如患者在接受预处理化疗后合并活动性感染、新发移植物抗宿主病或出现与预处理化疗相关的严重不良反应（如心肺功能不全、严重低血压等），需要暂缓输注 CAR-T 细胞，待病情控制后再回输。一般患者于预处理化疗后 14 天内可输注 CAR-T 细胞，若超过 14 天，需要再次行预处理化疗。

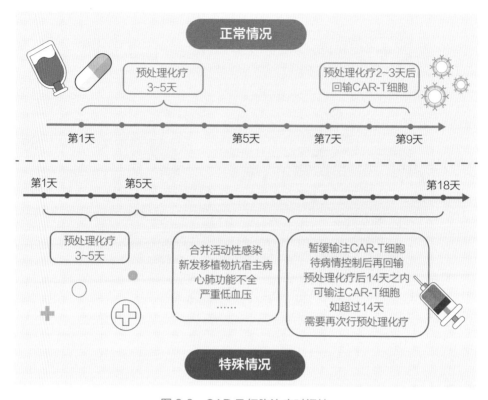

图 3-8　CAR-T 细胞治疗时间轴

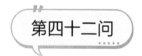

B 细胞 ALL 患者有哪些适用的 CAR-T 细胞?

　　目前国际上 B 细胞 ALL 商业化 CAR-T 细胞产品包括 tisagenlecleucel 和 brexucabtagene autoleucel, 靶点均为 CD19。国内商业化治疗急性淋巴细胞白血病的纳基奥仑赛注射液, 靶点同样为 CD19。

　　此外, 目前正在进行的 CAR-T 细胞治疗临床研究针对的主要靶点有 CD19、CD22, 临床研究方案包括单靶点 CAR-T 回输、不同靶点 CAR-T 细胞序贯回输或双靶点 (如 CD19/CD22) CAR-T 细胞回输等 (图 3-9)。

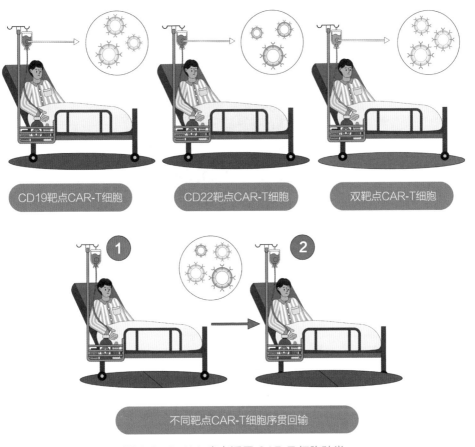

图 3-9　B-ALL 患者适用 CAR-T 细胞种类

第四十三问

CAR-T 细胞治疗 B 细胞 ALL 的有效率和复发率是多少？

2017 年 8 月，美国食品和药品管理局批准全球首个商业化 CAR-T 细胞产品用于治疗难治 / 复发急性 B 细胞 ALL，其儿童及年轻成人 B 细胞 ALL 缓解率达 81%，一年总体生存率及无病生存率分别达 76% 及 50%（图 3-10）。

难治 / 复发 B 细胞 ALL 患者经 CAR-T 细胞治疗后可取得完全缓解，但接近半数患者仍将复发。复发成为 CAR-T 细胞治疗失败的主要原因之一。

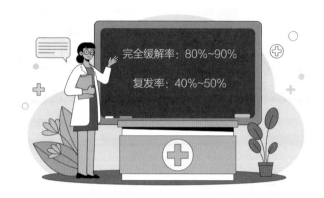

图 3-10　CAR-T 细胞治疗 B-ALL 的完全缓解率和复发率

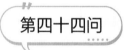

第四十四问

T 细胞 ALL 患者有哪些适用的 CAR-T 细胞？

针对 T 细胞 ALL 的治疗，目前暂无商业化 CAR-T 细胞产品。而目前的临床研究中，可用于 T 细胞 ALL 治疗的潜在靶点主要包括 CD7、CD30、CD5、CD4、细胞表面趋化因子受体 CCR4 及 T 细胞受体 β 恒定区 1（TRBC1）等（图 3-11）。

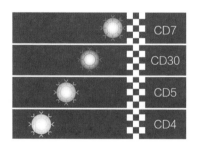

图 3-11　CAR-T 细胞治疗 T-ALL 的潜在靶点

CD7 作为在超过 95% 的 T-ALL 细胞中表达的跨膜糖蛋白，是一个非常好的靶点。但 CD7 也在大多数正常 T 细胞上表达，因此需要敲除 CD7 基因或阻断 CD7 在细胞膜表面的表达，由此防止 CAR-T 细胞自杀伤。

从目前研究来看，CD7 CAR-T 细胞是最有可能成为商业化 CAR-T 细胞治疗 T-ALL 的产品。

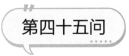

CAR-T 细胞治疗 T 细胞 ALL 的有效率和复发率是多少？

目前临床上用于开展 CAR-T 细胞治疗难治 / 复发急性 T 淋巴细胞白血病（relapsed/refractory acute T-lymphoblastic leukemia，R/R T-ALL）相关研究的主要临床研究产品是 CD7 CAR-T 细胞，但未见大样本临床研究，且主要以中国临床研究为主。根据目前报道临床研究结果，完全缓解率在 70%～90%（图 3-12）。桥接异基因造血干细胞移植可显著降低复发率，未桥接移植的患者复发率明显高于桥接患者。但长期复发率有待进一步随访观察。

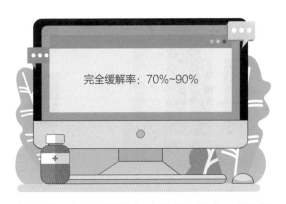

完全缓解率：70%~90%

图 3-12　CAR-T 细胞治疗 T-ALL 的完全缓解率

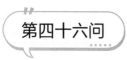

第四十六问

ALL 患者在 CAR-T 细胞治疗后都需要行异基因造血干细胞移植吗？

CAR-T 细胞治疗后是否需要进行异基因造血干细胞移植（allogeneic hematopoietic stem cell transplantation，allo-HSCT）作为巩固治疗尚有争议（图 3-13）。国内多家医疗机构临床研究表明，CAR-T 细胞治疗后桥接异基因造血干细胞移植，可以显著减少 CAR-T 细胞治疗后复发，提高患者长期生存率；但对于既往已接受造血干细胞移植的患者，二次异基因造血干细胞移植并不能显著延长患者生存。若在 CAR-T 细胞治疗后患者达到完全缓解，尤其是在白血病微小残留病（minimal residual disease，MRD）阴性的情况下，接受造血干细胞移植的疗效要明显优于 MRD 转阳之后进行移植。就此层面而言，造血干细胞移植应于 CAR-T 细胞治疗达到 MRD 转阴后尽早进行。

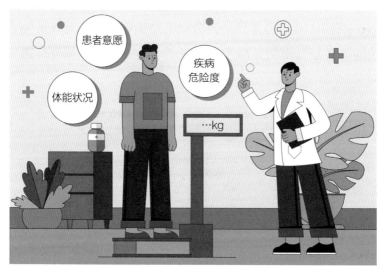

图 3-13　ALL 患者接受 CAR-T 细胞治疗后，根据病情、
个人意愿等决定是否接受 allo-HSCT

但 CAR-T 细胞治疗过程常伴有不同程度的细胞因子释放综合征，患者也可能合并感染或因其他原因所致的各脏器功能损伤，CAR-T 细胞治疗后患者早期接受造血干细胞移植有可能导致组织损伤进一步加重，移植后并发症明显增多，甚至危及患者的生命。

基于以上情况，推荐患者在 CAR-T 细胞治疗后 2 个月左右衔接异基因造血干细胞移植。若患者在 CAR-T 细胞治疗前身体情况已是高危，CAR-T 细胞治疗后 MRD 早期转阳的可能性就非常大，则需要适当提前移植时机；而若 CAR-T 细胞治疗过程中，患者伴有较严重的并发症，CAR-T 细胞治疗后患者的身体条件不一定能满足造血干细胞移植的条件，就需要适当推迟移植的时间，以待患者体能的恢复。因此，从 CAR-T 细胞治疗到移植的衔接是在综合性评估后制定的，建议患者选择一个 CAR-T 细胞治疗和移植都较有经验的中心，以接受更好的治疗衔接。

但也有部分患者存在年纪较大、基础疾病较多、各个脏器功能不全等情况，经评估后不能耐受异基因造血干细胞移植。针对这部分患者，可于 CAR-T 细胞治疗后加强疾病监测，或联用不同靶点 CAR-T 细胞序贯治疗，以降低 CAR-T 细胞治疗后复发率。

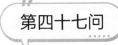

第四十七问

ALL 患者如何预防 CAR-T 细胞治疗后复发？

复发是 CAR-T 细胞治疗难治 / 复发 ALL 失败的主要原因之一。因此，急性淋巴细胞白血病患者接受 CAR-T 细胞治疗后须密切随访监测微小残留病（minimal residual disease，MRD），预防 CAR-T 细胞治疗后复发。如 MRD 转阳或持续升高，可对有靶向药物治疗指征的患者进行靶向治疗，或进行联合化疗，或桥接异基因造血干细胞移植（图 3-14）。

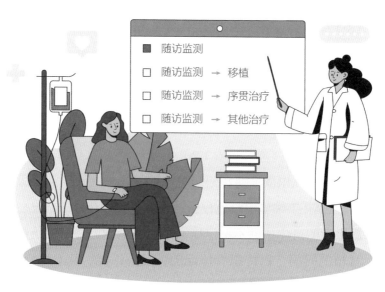

图 3-14　预防 CAR-T 细胞治疗后复发策略

　　国内多家医疗机构临床研究表明，CAR-T 细胞治疗桥接异基因造血干细胞移植可以显著减少 CAR-T 细胞治疗后复发，提高患者长期生存率；而不同靶点 CAR-T 细胞序贯治疗，如靶向 CD19 CAR-T 细胞序贯靶向 CD22 CAR-T 细胞治疗，也可显著降低患者复发率，提高患者无病生存率。

第四十八问

ALL 患者在 CAR-T 细胞治疗后复发还可以再使用 CAR-T 细胞治疗吗？

　　难治 / 复发 ALL 患者在接受 CAR-T 细胞治疗后仍有可能出现病情复发，包括靶抗原阳性复发和阴性复发。

　　若患者在接受鼠源性 CAR-T 细胞治疗后出现靶抗原阳性复发，可再次选择同一靶点人源化 CAR-T 细胞治疗，或选择不同靶点的 CAR-T 细胞治疗；若患者出现靶抗原阴性复发，可更换不同靶点 CAR-T 细胞治疗。例如，若患者接受 CD19 CAR-T 细胞治疗后出现阳性复发，可选择继续使用人源化 CD19 CAR-T 细胞治疗；若出现 CD19 阴性复发，可选用 CD20 或 CD22 CAR-T 细胞治疗（图 3-15）。

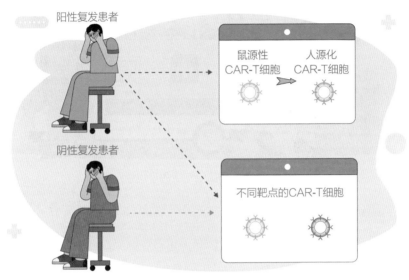

图 3-15　CAR-T 细胞治疗后阳性、阴性复发的治疗

第四十九问

ALL 患者接受 CAR-T 细胞治疗后多久能出院?

难治/复发 ALL 患者接受 CAR-T 细胞治疗的平均住院时间约为 1 个月，住院时间与病情及 CAR-T 细胞治疗方案的选择有关（图 3-16）。一般来说，肿瘤负荷大、既往接受过造血干细胞移植、治疗前或治疗过程合并感染、CAR-T 细胞治疗方案含较强预处理化疗等情况会延长 CAR-T 细胞治疗后患者的住院时间。

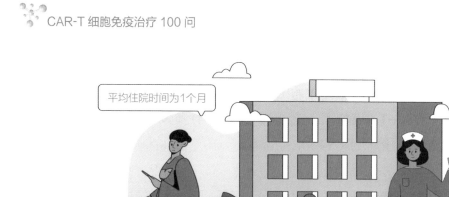

图 3-16　CAR-T 细胞治疗后的平均住院时间

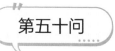

ALL 患者在 CAR-T 细胞治疗以后如何配合医生做好随访？

CAR-T 细胞治疗后门诊定期随访非常重要。定期门诊随访可以帮助医生了解患者体能状况、各个脏器的功能情况、CAR-T 细胞在体内的持续情况，以及白血病残留情况。故建议患者在以下时间点定期至主管医生门诊随访：回输后 1～2 个月内每周 1 次，回输后 3～6 个月内每月 1 次，回输后 7～12 个月内每 3 个月 1 次，回输后 13～36 个月内每半年 1 次，回输后 25～50 个月内每年 1 次（建议随访频率及随访项目具体见图 3-17）。若患者出现发热、恶心、呕吐等不适症状，建议患者立即前往医院就诊。若患者于 CAR-T 细胞治疗后桥接异基因造血干细胞移植，建议患者至移植门诊定期随访。

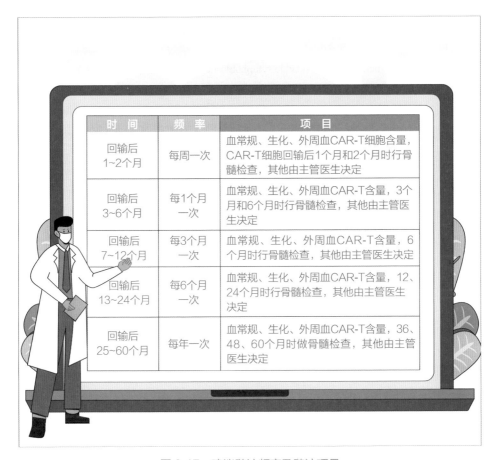

时　间	频　率	项　目
回输后 1~2个月	每周一次	血常规、生化、外周血CAR-T细胞含量，CAR-T细胞回输后1个月和2个月时行骨髓检查，其他由主管医生决定
回输后 3~6个月	每1个月一次	血常规、生化、外周血CAR-T含量，3个月和6个月时行骨髓检查，其他由主管医生决定
回输后 7~12个月	每3个月一次	血常规、生化、外周血CAR-T含量，6个月时行骨髓检查，其他由主管医生决定
回输后 13~24个月	每6个月一次	血常规、生化、外周血CAR-T含量，12、24个月时行骨髓检查，其他由主管医生决定
回输后 25~60个月	每年一次	血常规、生化、外周血CAR-T含量，36、48、60个月时做骨髓检查，其他由主管医生决定

图 3-17　建议随访频率及随访项目

[1] QI Y K, ZHAO M F, HU Y X, et al. Efficacy and safety of CD19-specific CAR T cell-based therapy in B-cell acute lymphoblastic leukemia patients with CNSL[J]. Blood, 2022, 139(23): 3376-3386.

[2] MAUDE S L, LAETSCH T W, BUECHNER J, et al. Tisagenlecleucel in children and young adults with B-cell lymphoblastic leukemia[J]. N Engl J Med, 2018, 378(5): 439-448.

[3] HU Y X, ZHOU Y L, ZHANG M M, et al. Genetically modified CD7-targeting allogeneic CAR-T cell therapy with enhanced efficacy for relapsed/refractory CD7-positive hematological malignancies: a phase I clinical study[J]. Cell Res, 2022, 32(11): 995-1007.

[4] PAN J, TAN Y, WANG G L, et al. Donor-derived CD7 chimeric antigen receptor T cells for T-cell acute lymphoblastic leukemia: first-in-human, phase I trial[J]. J Clin Oncol, 2021, 39(30): 3340-3351.

[5] ZHANG Y Q, LI C G, DU M Y, et al. Allogenic and autologous anti-CD7 CAR-T cell therapies in relapsed or refractory T-cell malignancies[J]. Blood Cancer J, 2023, 13(1): 61.

第四篇

CAR-T 细胞治疗淋巴瘤

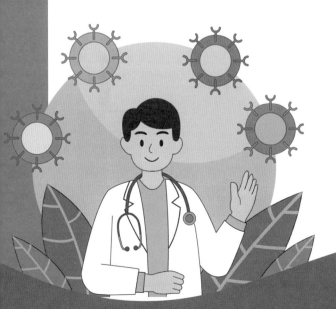

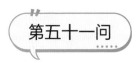

第五十一问

什么是难治 / 复发淋巴瘤?

淋巴瘤是一组起源于淋巴造血系统的恶性肿瘤,也是中国人群中最常见的恶性肿瘤之一。淋巴瘤可发生于身体的任何部位,临床表现多样。患者可表现为全身淋巴结异常肿大或无意间发现身体某个部位有个无痛性肿块,此外还可引起全身症状,如不明原因的体重减轻、发热、盗汗及瘙痒等。

难治性淋巴瘤指标准诱导方案化疗失败或缓解早期(3 个月内)进展或反复化疗均未能获得 CR 的淋巴瘤(图 4-1)。也有观点认为难治性淋巴瘤满足以下任何一项即可诊断:①经标准方案化疗 4 个疗程,肿瘤缩小 <50% 或疾病进展;②经标准化疗达 CR,但半年内复发;③ CR 后 2 次或 2 次以上复发;④造血干细胞移植后复发。

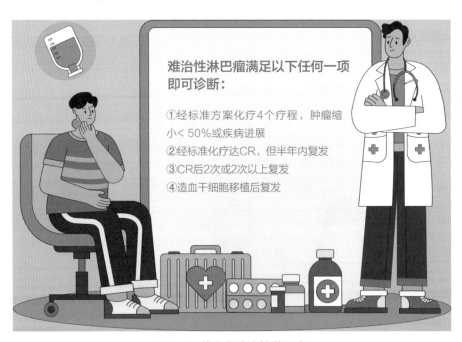

图 4-1　什么是难治性淋巴瘤

复发性淋巴瘤指淋巴瘤初次化疗获得完全缓解 3 个月后复发。有学者将复发时间作为预后因子，定义复发时间小于 12 个月为早期复发，大于 12 个月为晚期复发，早期复发往往预后差，生存期短。

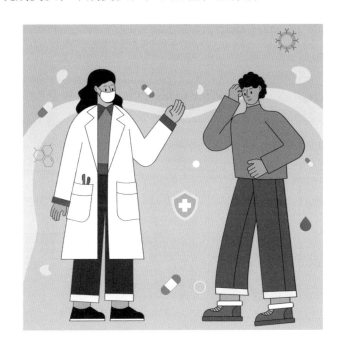

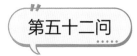
第五十二问

哪些淋巴瘤患者适合 CAR-T 细胞治疗？

目前 CAR-T 细胞治疗淋巴瘤的主要适应证为难治 / 复发淋巴瘤。截至 2023 年 7 月，共有 6 款针对 CD19 靶点的 CAR-T 产品已获得批准并上市，用于治疗难治 / 复发淋巴瘤（各款 CAR-T 产品的批准适应证等详细信息详见图 4-2）。随着越来越多的研究提示 CAR-T 细胞治疗的安全性和有效性，CAR-T 细胞治疗淋巴瘤也正在开展一线治疗的临床研究，未来淋巴瘤可能会成为 CAR-T 细胞一线治疗的适应证。

商业化CAR-T细胞产品总结

药企	商品名	靶点	适应证	上市时间
Novartis	Kymriah	CD19	• 治疗复发或难治性急性淋巴细胞白血病（R/R ALL）儿童和年轻成人患者（年龄3~25岁）； • 治疗复发或难治性大B细胞淋巴瘤(R/R LBCL)和滤泡性淋巴瘤成年患者	2017年8月
Kite Pharma	Yescarta	CD19	• 治疗对一线免疫化疗难治或在一线免疫化疗后12个月内复发的大B细胞淋巴瘤成年患者	2017年10月
Kite Pharma	Tecartus	CD19	• 治疗复发或难治性套细胞淋巴瘤（R/R MCL）成人患者和复发或难治性前体B细胞急性淋巴细胞白血病（B-ALL）成人患者	2020年7月
BMS	Breyanzi	CD19	• 治疗至少接受过两种全身性疗法的复发或难治性（R/R）大B细胞淋巴瘤（LBCL），包括非特指型弥漫大B细胞淋巴瘤（DLBCL）、高级别B细胞淋巴瘤、原发纵隔大B细胞淋巴瘤和3b级滤泡性淋巴瘤 • 不适用于原发性中枢神经系统淋巴瘤患者的治疗	2021年2月
复星凯特	奕凯达	CD19	• 治疗既往接受二线或以上系统性治疗后复发或难治性大B细胞淋巴瘤（R/R LBCL）成人患者，包括非特指型（NOS）、原发纵隔大B细胞淋巴瘤、高级别B细胞淋巴瘤和滤泡性淋巴瘤转化的DLBCL； • 治疗一线免疫化疗无效或在一线免疫化疗后12个月内复发的成人大B细胞淋巴瘤	2021年6月
药明巨诺	倍诺达	CD19	• 治疗经过二线或以上全身性治疗后成人复发或难治性（R/R）大B细胞淋巴瘤（LBCL），包括非特指型、3b滤泡性淋巴瘤、原发纵隔大B细胞淋巴瘤（PMBCL）等	2021年9月

图 4-2　商业化 CAR-T 细胞产品总结

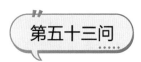

第五十三问

有中枢累及的淋巴瘤患者可以接受 CAR-T 细胞治疗吗？

目前研究表明，CAR-T 细胞可穿透血脑屏障进入中枢，因此 CAR-T 细胞可被用于清除中枢的淋巴瘤病灶，但 CAR-T 细胞在杀伤过程中可能导致发生中枢细胞因子风暴等风险，严重者可危及生命，因此大部分临床试验将中枢累及作为排除标准。在商业化 CAR-T 细胞产品治疗过程中，临床医生须谨慎、全面评估，衡量风险后决定患者是否行 CAR-T 细胞治疗。

根据已报道的临床试验数据，针对中枢神经系统淋巴瘤，CAR-T 细胞疗法表现出了积极的治疗效果（图 4-3），其对原发性中枢神经系统淋巴瘤和继发性中枢神经系统淋巴瘤的缓解率约为 50%，且无治疗相关死亡事件

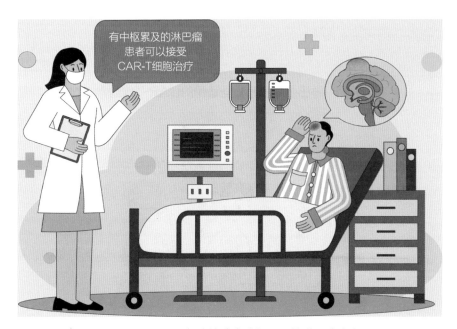

图 4-3　CAR-T 细胞治疗有中枢累及的淋巴瘤患者

发生，这表明 CAR-T 细胞治疗中枢神经系统淋巴瘤是一项既有效又安全的选择。在一项纳入 195 例复发或难治性急性淋巴细胞白血病或淋巴瘤患者的回顾性分析中，中枢累及组和无中枢累及组在总体生存率和无复发生存率方面没有显著的统计学差异，但只有中枢累及的患者 2 年生存率明显高于骨髓和中枢同时受累的患者（91% vs. 71%）。

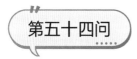

B 细胞淋巴瘤患者有哪些适用的 CAR-T 细胞?

截至 2023 年 7 月，已有 6 款 CD19 CAR-T 产品获得商业批准用于治疗 B 细胞淋巴瘤（详见图 4-2）。同时，随着 CAR-T 细胞研发和临床转化的快速发展，针对其他靶点的临床研究也在不断推进，以拓展 CAR-T 细胞治疗适应证，造福患者。这些临床研究包括针对 CD20、CD22、CD79b 等靶点及双靶点等的研究（图 4-4）。

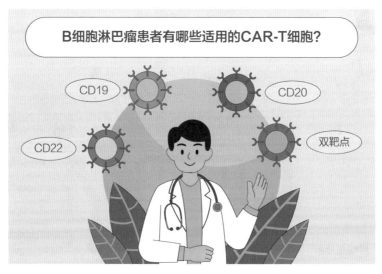

图 4-4　B 细胞淋巴瘤患者适用的 CAR-T 细胞靶点

在 B 细胞淋巴瘤患者进行 CAR-T 细胞治疗前，通常会接受淋巴瘤组织穿刺，通过免疫组织化学或流式细胞术来明确患者淋巴瘤细胞上靶点的表达情况。这一步骤有助于确保治疗的准确性和有效性。

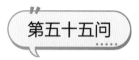

CAR-T 细胞治疗大 B 细胞淋巴瘤的有效率和复发率是多少？

CAR-T 细胞在治疗难治 / 复发大 B 细胞淋巴瘤方面表现出了显著的疗效，有效率通常为 50%～90%，完全缓解率为 40%～50%；复发率因患者的个体差异、治疗方案和随访时间等因素而有所变化，通常为 10%～20%（图 4-5）。

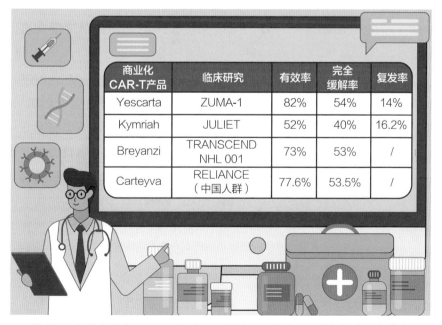

商业化 CAR-T产品	临床研究	有效率	完全缓解率	复发率
Yescarta	ZUMA-1	82%	54%	14%
Kymriah	JULIET	52%	40%	16.2%
Breyanzi	TRANSCEND NHL 001	73%	53%	/
Carteyva	RELIANCE（中国人群）	77.6%	53.5%	/

图 4-5　部分商业化 CAR-T 细胞产品的治疗有效率、完全缓解率及复发率

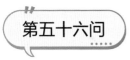

第五十六问

T 细胞淋巴瘤患者有哪些适用的 CAR-T 细胞?

截至 2024 年 11 月,治疗 T 细胞淋巴瘤的 CAR-T 细胞种类相对较少,尚无相关的商业化 CAR-T 细胞产品上市。当前,针对 T 细胞淋巴瘤治疗的 CAR-T 细胞主要围绕 CD7、CD5 及 CD7/CD5 双靶点设计并开展研究(图 4-6)。一些处于早期阶段的研究正在探索将上述靶点应用于 T 细胞淋巴瘤的 CAR-T 细胞治疗,如以 CD7 为靶点的 CAR-T 细胞治疗 T 细胞淋巴瘤的研究已报道了具有较好安全性和有效性的临床研究结果,其缓解率达到了 66.7%。

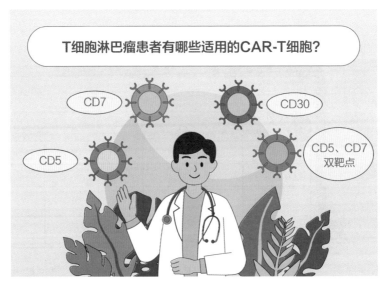

图 4-6　T 细胞淋巴瘤患者适用的 CAR-T 细胞潜在靶点

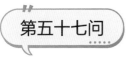

第五十七问

CAR-T 细胞治疗 *TP53* 基因突变或缺失的淋巴瘤患者疗效如何?

　　TP53 基因是一个至关重要的抑癌基因，在保持细胞基因组稳定性和抑制异常细胞增殖方面发挥着关键作用。*TP53* 基因发生突变或缺失易引发肿瘤的产生和快速进展。

　　TP53 基因突变或缺失的淋巴瘤患者往往接受传统化疗、放疗或靶向药物治疗疗效不佳，生存期短。一项涉及 153 例成人弥漫大 B 细胞淋巴瘤患者的研究揭示，*TP53* 基因突变的患者对 CAR-T 细胞治疗的反应性较差，CD19 CAR-T 细胞治疗 *TP53* 突变或缺失的淋巴瘤患者的 1 年生存率为 44%，而未发生 *TP53* 突变的淋巴瘤患者接受 CD19 CAR-T 细胞治疗的 1 年生存率为 76%，表明 *TP53* 基因突变或缺失是 CAR-T 细胞治疗效果的潜在不良预后因素（图 4-7）。幸运的是，随着 CAR-T 细胞研发技术的不

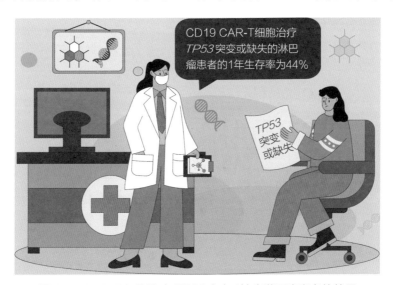

图 4-7　CAR-T 细胞治疗 *TP53* 突变 / 缺失淋巴瘤患者的效果

断进步，新型 CAR-T 细胞有望克服 *TP53* 突变或缺失带来的预后不良，为 *TP53* 异常患者提供全新治疗策略。

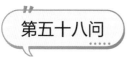

CAR-T 细胞治疗淋巴瘤的难点在哪里？研究人员如何克服？

难治 / 复发淋巴瘤具有侵袭性高、治疗效果差等特点，对常规化疗耐药。因此，CAR-T 细胞治疗淋巴瘤最大的难点在于如何提高缓解率，目前仅有约 50% 的患者能够缓解，其他治疗的难点包括如何减少复发率、减少副作用等。

研究人员和临床医务工作者可从改良 CAR-T 细胞结构、开发新靶点、增强 CAR-T 细胞功能、减缓 CAR-T 细胞耗竭、药物及放疗联合、多靶点联合、序贯输注、联合自体造血干细胞移植等方面提高 CAR-T 细胞治疗淋巴瘤缓解率，降低复发率及减少毒副作用（图 4-8）。

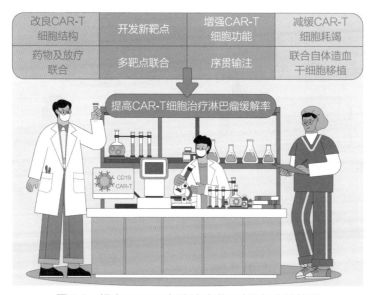

图 4-8　提高 CAR-T 细胞治疗淋巴瘤缓解率的策略

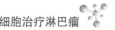
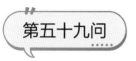

CAR-T 细胞治疗后是否还需要巩固治疗？

目前，不建议患者于商业化 CAR-T 细胞治疗后接受巩固治疗。一方面，国内已获批产品数据提示，CAR-T 细胞治疗大 B 细胞淋巴瘤获得完全缓解后 1 年复发率约 10%；另一方面，目前也有部分临床试验主要研究 CAR-T 细胞治疗后的巩固治疗，如去甲基化药物、CD79b 靶向药维泊妥珠单抗、XPO1 抑制剂塞利尼索、CD19 靶向药物、来那度胺、PD-1 抑制剂、放射治疗、更换靶点序贯输注等。这些巩固治疗对淋巴瘤患者，尤其对于高危的患者而言，可在一定程度上帮助提升生存率。CAR-T 细胞治疗后是否需要巩固治疗在患者人群间存在个体差异性，建议咨询主管医生后再行决定（图 4-9）。

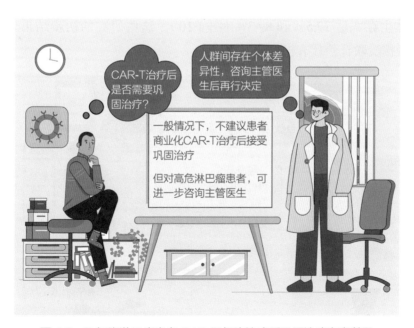

图 4-9　B 细胞淋巴瘤患者 CAR-T 细胞治疗后巩固治疗存在差异

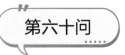

第六十问

淋巴瘤患者接受 CAR-T 细胞治疗后是否需要行自体造血干细胞移植？

目前，大部分患者接受商业化或临床研究 CAR-T 细胞产品治疗后，不建议后续行自体造血干细胞移植，只需要门诊定期随访，后续根据随访结果由主管医生决定下一步治疗方案。

但针对高危淋巴瘤患者，有研究表明两种不同靶点的 CAR-T 细胞序贯治疗或自体造血干细胞移植联合 CAR-T 细胞治疗可使患者获益更多。在一项针对 TP53 突变高危淋巴瘤患者的研究中，应用 CD19 CAR-T 和 CD22 CAR-T 细胞鸡尾酒疗法，总体反应率和完全缓解率分别为 87.1% 和 45.2%，2 年总体生存率为 56.3%，自体造血干细胞移植联合 CAR-T 细胞治疗后总体反应率和完全缓解率分别为 92.9% 和 82.1%，2 年无进展生存和总体生存率达 77.5% 和 89.3%（图 4-10）。这些研究的初步结果表明高危患者接受联合治疗有机会获益更多。

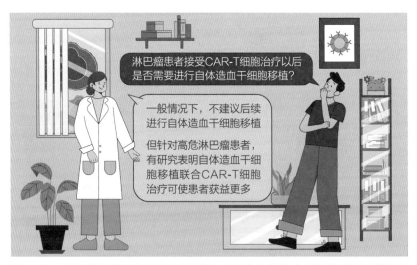

图 4-10 高危淋巴瘤患者 CAR-T 细胞治疗联合自体造血干细胞移植可能获益

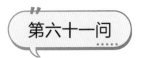

淋巴瘤患者接受 CAR-T 细胞治疗后多长时间能出院？

　　难治 / 复发淋巴瘤患者接受 CAR-T 细胞治疗的平均住院时间约为 1 个月，住院时间与患者身体状况、并发症及 CAR-T 细胞治疗方案选择有关。一般来说，肿瘤负荷大、既往接受过造血干细胞移植、治疗前或治疗过程出现合并症（感染、重症心肾综合征、重症免疫效应细胞相关神经毒性综合征、肿瘤溶解综合征等）、CAR-T 细胞治疗方案含较强预处理化疗等情况会延长 CAR-T 细胞治疗后患者的住院时间（图 4-11）。

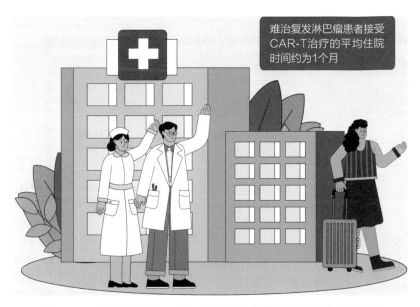

图 4-11　难治 / 复发淋巴瘤患者 CAR-T 细胞治疗的平均住院时间

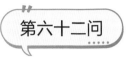

淋巴瘤患者在 CAR-T 细胞治疗以后如何配合医生做好随访？

　　CAR-T 细胞治疗后，定期门诊随访非常重要。定期门诊随访可以帮助医生了解患者体能状况、各个脏器的功能情况、CAR-T 细胞在体内的持续情况，以及原发病残留情况。故建议患者在以下时间点定期至主管医生门诊随访：回输后 1～2 个月内每周 1 次，回输后 3～6 个月内每月 1 次，回输后 7～12 个月内每 3 个月 1 次，回输后 13～36 个月内每半年 1 次，回输后 25～50 个月内每年 1 次（详见图 4-12）；若患者出现发热、恶心呕吐等不适症状，建议患者立即前往医院就诊。

时　间	频　率	项　目
回输后 1~2个月	每周一次	血常规、生化、外周血CAR-T细胞含量，1个月时做全身PET/CT检查，其他由主管医生决定
回输后 3~6个月	每1个月一次	血常规、生化、外周血CAR-T细胞含量、淋巴结B超，3个月时做全身PET/CT检查，其他由主管医生决定
回输后 7~12个月	每3个月一次	血常规、生化、外周血CAR-T细胞含量、淋巴结B超，6个月时做全身PET/CT检查，其他由主管医生决定
回输后 13~24个月	每6个月一次	血常规、生化、外周血CAR-T细胞含量、淋巴结B超，12、24个月时做全身PET/CT检查，其他由主管医生决定
回输后 25~60个月	每年一次	血常规、生化、外周血CAR-T细胞含量、淋巴结B超，36、48、60个月时做全身PET/CT检查，其他由主管医生决定

图 4-12　淋巴瘤患者 CAR-T 细胞治疗后的随访建议

第五篇

CAR-T 细胞治疗
多发性骨髓瘤
（MM）

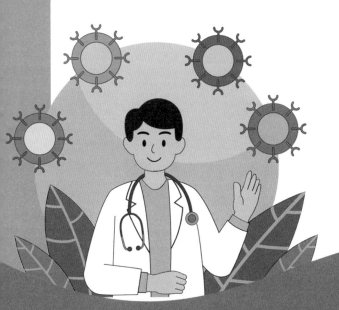
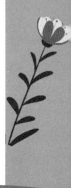

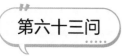

第六十三问

什么是难治 / 复发 MM？

多发性骨髓瘤（multiple myeloma，MM）是一种常见的血液系统恶性肿瘤，高发于老年人，多以溶骨病变、贫血、高钙血症和肾功能不全等为主要临床表现。近年来，随着蛋白酶体抑制剂（硼替佐米、卡非佐米和伊沙佐米）、免疫调节药物（沙利度胺、来那度胺和泊马度胺）和单克隆抗体［达雷妥尤单抗（daratumumab）和 elotuzumab］等新药的上市，MM 患者的总生存时间得到了明显延长，生活质量也得到了显著改善，但是该病仍然不可治愈，几乎所有的患者都面临反复复发、多种药物耐药等风险，且高危患者很难从新药中受益。

难治性多发性骨髓瘤，即治疗过程中或治疗结束后 60 天内，多发性骨髓瘤相关的指标在好转后再次出现进展，甚至是完全没有好转。复发则指在治疗获得一定效果、达到部分甚至完全缓解后，多发性骨髓瘤指标再次上升。在临床上，这两类情况被统称为难治 / 复发多发性骨髓瘤（图 5-1）。

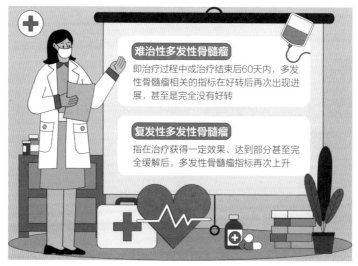

图 5-1　什么是难治 / 复发多发性骨髓瘤

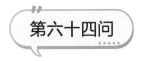

哪些 MM 患者适合 CAR-T 细胞治疗？

目前 CAR-T 细胞治疗 MM 的主要适应证为难治 / 复发患者。截至 2024 年 6 月，中国 2 款和美国 2 款针对 BCMA 靶点的 CAR-T 产品已获得批准并上市，用于治疗难治 / 复发多发性骨髓瘤患者（图 5-2）。

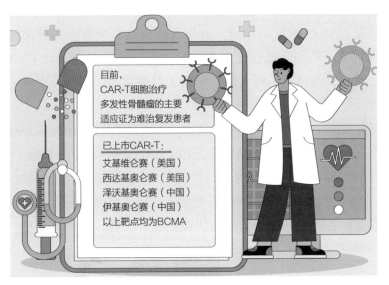

图 5-2　中国和美国治疗多发性骨髓瘤 CAR-T 细胞上市产品汇总

随着越来越多的研究验证了 CAR-T 细胞治疗的安全性和有效性，CAR-T 细胞治疗多发性骨髓瘤也正在开展二线或一线治疗的临床研究，未来多发性骨髓瘤可能会作为 CAR-T 细胞一线或二线治疗的适应证。

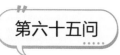

第六十五问

伴有肾功能不全的 MM 患者可以接受 CAR-T 细胞治疗吗？

　　多发性骨髓瘤患者常伴有肾功能损伤。异常浆细胞产生的轻链堵塞肾小管、淀粉样物质沉积在肾实质等因素均可导致多发性骨髓瘤患者出现肾功能不全，难治 / 复发阶段尤其易出现疾病进展相关的肾功能急进性恶化。因此在接受 CAR-T 细胞治疗前，对患者进行充分全面疾病评估和肾功能评估尤为重要。特别是既往已有严重肾功能损伤的患者进行 CAR-T 细胞治疗存在着较大的风险，很可能因体内大量细胞因子释放而引起心功能不全、休克等危及生命的情况。

　　原有肾功能不全的患者在接受 CAR-T 细胞治疗后约有 50% 的患者出现肾功能恢复，因此肾功能不全不是进行 CAR-T 细胞治疗的禁忌（图 5-3）。在充分评估的前提下选择恰当的时机进行 CAR-T 细胞治疗也可获得不错的疗效。CAR-T 细胞治疗过程中，若患者出现了急性肾衰竭，可联系肾内科、重症监护室等科室进行血液透析或连续肾脏替代疗法等治疗，以度过

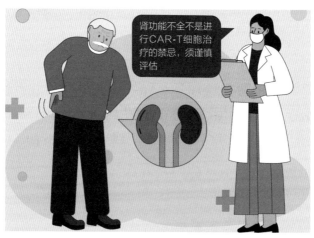

图 5-3　肾功能不全不是 CAR-T 细胞治疗的禁忌

危险期。通常，CAR-T 细胞相关的细胞因子释放综合征、肿瘤溶解等急性期毒副作用消失后，大部分患者的肾功能可得到逆转。

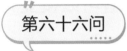

第六十六问

伴有多处髓外病灶累及的 MM 患者可以接受 CAR-T 细胞治疗吗？

约 40% 的多发性骨髓瘤患者在疾病发生发展过程中伴有髓外病灶，其根据发生的部位可分为骨旁病变和非骨旁病变。针对这些髓外病变，目前的传统治疗手段疗效较差，而 CAR-T 细胞治疗骨旁和非骨旁的髓外病变均有不错的疗效。遗憾的是，合并髓外病变的患者在接受 CAR-T 细胞治疗后复发风险明显升高，尤其是髓外大肿块患者。因此建议合并髓外病变的患者应尽早进行 CAR-T 细胞治疗前评估，选择合适时机接受 CAR-T 细胞治疗，必要时可考虑先行放射治疗 / 化学治疗减轻肿瘤负荷后再接受 CAR-T 细胞治疗（图 5-4）。

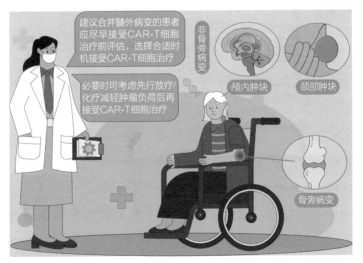

图 5-4　建议合并髓外病变的 MM 患者尽早行 CAR-T 细胞治疗

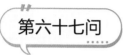

自体造血干细胞移植后复发的 MM 患者可以接受 CAR-T 细胞治疗吗?

目前多发性骨髓瘤的一线标准治疗仍然为诱导化疗,序贯自体造血干细胞移植及后续巩固治疗。国内外指南均推荐能够进行干细胞移植的患者在 4 个疗程诱导化疗后进行干细胞采集,序贯自体造血干细胞移植(autologous stem cell transplantation,auto-HSCT),以期达到更好的缓解效果和长期稳定的疾病状态。但对于部分患者,尤其是细胞遗传学高危、合并髓外病变等的患者,其接受自体造血干细胞移植后仍然面临复发风险。

多发性骨髓瘤患者自体干细胞移植后复发不是接受 CAR-T 细胞治疗的禁忌证(图 5-5)。患者若经流式细胞术或免疫组织化学检验证实骨髓瘤

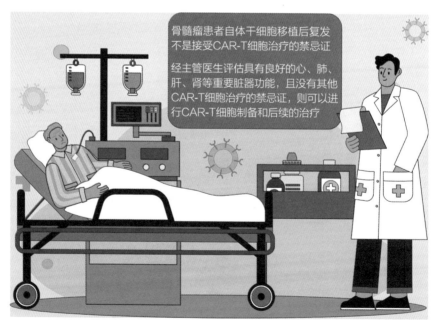

图 5-5 MM 患者 auto-HSCT 后复发不是 CAR-T 细胞治疗的禁忌证

细胞表达 CAR-T 细胞治疗的靶抗原，同时经主管医生评估具有良好的心、肺、肝、肾等重要脏器功能，且没有其他 CAR-T 细胞治疗的禁忌证，则可以进行 CAR-T 细胞制备和后续的治疗。

第六十八问

MM 患者什么时候接受 CAR-T 细胞治疗是最合适的?

　　对于难治/复发的 MM 患者，CAR-T 细胞治疗原则上可以成为挽救性治疗的首选方案。通常，CAR-T 细胞治疗的最佳时机是在患者肿瘤负荷较低、体能状态较好、无合并活动性感染等的情况下。目前研究认为患者既往接受过的化疗次数越少，制备得到的 CAR-T 细胞功能就越好，疗效也越好。且随着疾病进展，患者免疫功能低下，一般情况与日俱退，尤其是难治/复发 MM 患者的肿瘤细胞增殖速度快，最终易导致患者无法耐受 CAR-T 细胞治疗的不良反应。因此推荐患者一旦符合难治/复发的标准，只要满足 CAR-T 细胞治疗适应证或临床研究入组条件，应尽可能早地接受 CAR-T 细胞治疗或入组临床研究（图 5-6）。目前已有将 CAR-T 细胞治疗作为多发性骨髓瘤一线或二线治疗方案的临床研究，故未来 CAR-T 细胞治疗有可能作为多发性骨髓瘤的一线或二线治疗方案。

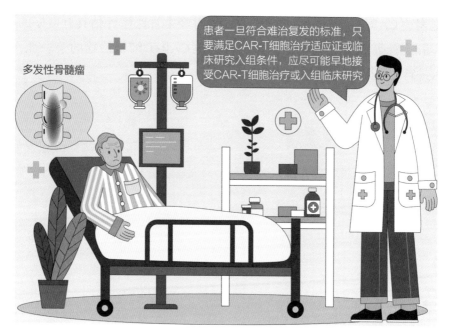

图 5-6　推荐 MM 患者符合条件者尽早接受 CAR-T 细胞治疗

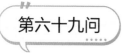

MM 患者在 CAR-T 细胞制备期需要接受化学治疗吗?

　　CAR-T 细胞制备约需 2～3 周,因此针对部分疾病进展迅速的难治 /复发 MM 患者,需要在淋巴细胞采集术后的 CAR-T 细胞制备期进行桥接化疗,以控制疾病进展(图 5-7)。

　　桥接化疗方案一般选择毒副作用小、化疗药物半衰期短的减瘤方案。减瘤治疗的目的并非是使患者病情达到完全缓解,而是控制多发性骨髓瘤细胞增殖，最终通过 CAR-T 细胞清除患者体内的骨髓瘤细胞。故主管医生会根据患者体能状态、既往用药情况等选择减瘤方案的具体药物。

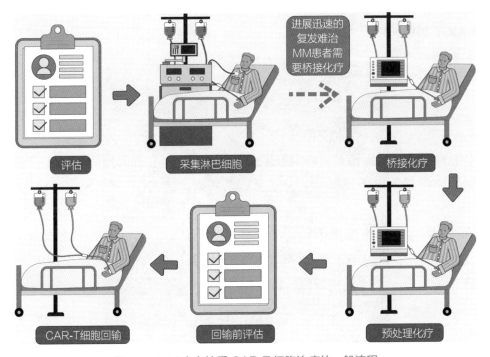

图 5-7　MM 患者接受 CAR-T 细胞治疗的一般流程

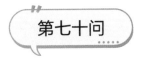

MM 患者有哪些适用的 CAR-T 细胞？

目前国际上治疗多发性骨髓瘤的商业化 CAR-T 细胞产品包括蓝鸟生物的 idecabtagene vicleucel、传奇生物的 ciltacabtagene autoleucel 及驯鹿生物的伊基奥仑赛，靶点均为 BCMA。

而目前正在进行的 CAR-T 细胞治疗多发性骨髓瘤临床研究主要靶点有 BCMA、GPRC5D、CS1、CD38 和 CD138 等，临床研究方案包括单靶点 CAR-T 回输、不同靶点 CAR-T 细胞序贯回输或双靶点（如 BCMA/GPRC5D）CAR-T 细胞回输等（图 5-8）。

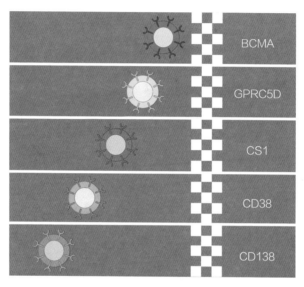

图 5-8　MM 患者适用 CAR-T 细胞的靶点及潜在靶点

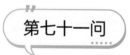

CAR-T 细胞治疗 MM 的有效率和复发率是多少？

CAR-T 细胞治疗是目前治疗难治 / 复发多发性骨髓瘤患者最有效的方案之一，浙江大学医学院附属第一医院黄河教授团队发现复发风险与是否为轻链型、是否合并髓外病变、是否存在高危细胞遗传学改变等因素密切相关。各家研究机构及各类产品在临床研究中取得的治疗有效率和复发率可参考图 5-9。

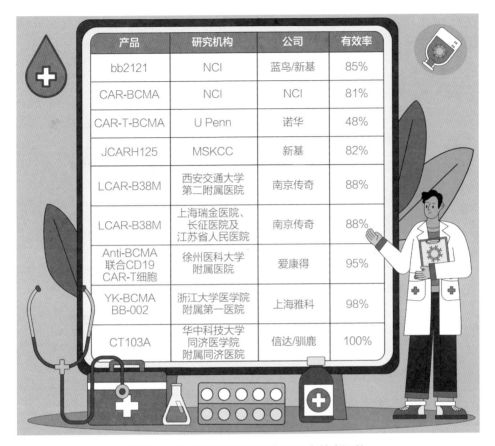

产品	研究机构	公司	有效率
bb2121	NCI	蓝鸟/新基	85%
CAR-BCMA	NCI	NCI	81%
CAR-T-BCMA	U Penn	诺华	48%
JCARH125	MSKCC	新基	82%
LCAR-B38M	西安交通大学 第二附属医院	南京传奇	88%
LCAR-B38M	上海瑞金医院、 长征医院及 江苏省人民医院	南京传奇	88%
Anti-BCMA 联合CD19 CAR-T细胞	徐州医科大学 附属医院	爱康得	95%
YK-BCMA BB-002	浙江大学医学院 附属第一医院	上海雅科	98%
CT103A	华中科技大学 同济医学院 附属同济医院	信达/驯鹿	100%

图 5-9　各 CAR-T 产品治疗 MM 有效率汇总

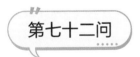

第七十二问

MM 患者在 CAR-T 细胞治疗后是否需要巩固治疗？

多发性骨髓瘤患者经过 CAR-T 细胞治疗后暂不需要针对原发病进行特殊治疗，仅需要定期至主管医生门诊随访观察（图 5-10）。一方面，大多数患者在接受 CAR-T 细胞治疗前均已经历了多疗程化疗，对蛋白酶体抑制剂、免疫调节剂、CD38 单抗等药物均耐药或疗效欠佳。另一方面，在 CAR-T 细胞治疗后进行维持治疗暂无相关证据支持。目前已有部分临床试验正在探索 CAR-T 细胞后能否使用一些药物来提高 CAR-T 细胞疗效、减少复发，但暂无明确定论。

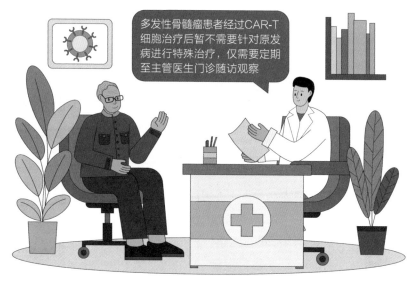

图 5-10　MM 患者接受 CAR-T 细胞治疗后门诊随访

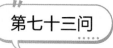

CAR-T 细胞治疗后复发的 MM 患者还有什么治疗方案？

　　难治 / 复发多发性骨髓瘤患者于 CAR-T 细胞治疗后可能出现疾病复发，其危险因素包括轻链型、存在髓外病变或有高危细胞遗传学改变。这部分 CAR-T 细胞治疗后复发的患者，可以选择既往未曾采用过的化疗药物再次诱导化疗，也可根据靶点阴性复发或阳性复发情况采用不同靶点的 CAR-T 细胞治疗，或采用 CAR-T 联合新型药物协同治疗（图 5-11）。较多患者在换用不同靶点的 CAR-T 细胞治疗后能再次获得疾病缓解。

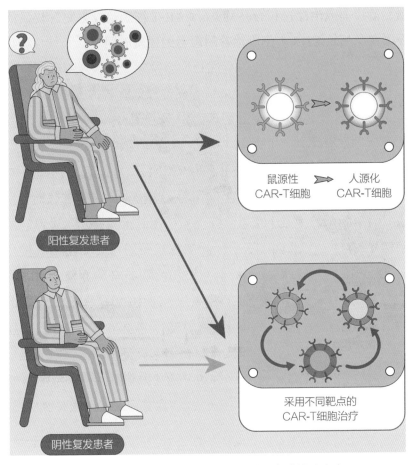

图 5-11　MM 患者 CAR-T 细胞治疗后复发治疗方案

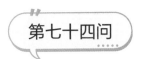

MM 患者接受 CAR-T 细胞治疗后多长时间能出院?

　　难治 / 复发多发性骨髓瘤患者接受 CAR-T 细胞治疗的平均住院时间约为 1～2 个月，住院时间与其病情、合并症、体能状况及 CAR-T 细胞治疗方案选择相关（图 5-12）。一般来说，肿瘤负荷大、既往接受过造血干细胞移植、治疗前或治疗过程合并感染、CAR-T 细胞治疗方案含较强预处理化疗等因素会延长 CAR-T 细胞治疗后患者的住院时间。

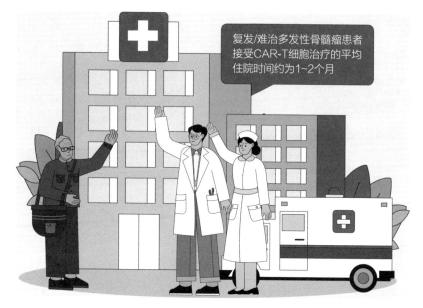

图 5-12　复发 / 难治多发性骨髓瘤患者 CAR-T 细胞治疗的平均住院时间

第七十五问

MM 患者在 CAR-T 细胞治疗以后如何配合医生做好随访？

　　CAR-T 细胞治疗后门诊定期随访非常重要。定期门诊随访可以帮助医生了解患者体能状况、各个脏器的功能情况、CAR-T 细胞在体内的持续情况及骨髓瘤残留情况。故建议多发性骨髓瘤患者在以下时间点定期至主管医生门诊随访：回输后 1～2 个月内每周 1 次，回输后 3～个 6 月内每月 1 次，回输后 7～12 个月内每 3 个月 1 次，回输后 13～36 个月内每半年 1

次，回输后 25～50 个月内每年 1 次（详见图 5-13）；若患者出现发热、恶心呕吐等不适症状，建议患者立即前往医院就诊。

多发性骨髓瘤定期随访表

时　间	频　率	项　目
回输后1~2个月	每周一次	血常规、生化、外周血CAR-T细胞含量、免疫球蛋白水平、游离轻链、M蛋白，1个月时接受血尿免疫固定电泳、骨髓检查，其他由主管医生决定
回输后3~6个月	每1个月一次	血常规、生化、外周血CAR-T细胞含量、免疫球蛋白水平、游离轻链、M蛋白、血尿免疫固定电泳，3个月和6个月时接受骨髓检查、PET/CT检查，其他由主管医生决定
回输后7~12个月	每3个月一次	血常规、生化、外周血CAR-T细胞含量、免疫球蛋白水平、游离轻链、M蛋白、血尿免疫固定电泳，12个月时接受骨髓检查、PET/CT检查，其他由主管医生决定
回输后13~24个月	每6个月一次	血常规、生化、外周血CAR-T细胞含量、免疫球蛋白水平、游离轻链、M蛋白、血尿免疫固定电泳，24个月时接受骨髓检查、PET/CT检查，其他由主管医生决定
回输后25~60个月	每年一次	血常规、生化、外周血CAR-T细胞含量、免疫球蛋白水平、游离轻链、M蛋白、血尿免疫固定电泳、骨髓检查、PET/CT检查，其他由主管医生决定

图 5-13　MM 患者 CAR-T 细胞治疗后随访建议

第六篇

CAR-T 细胞治疗安全吗?

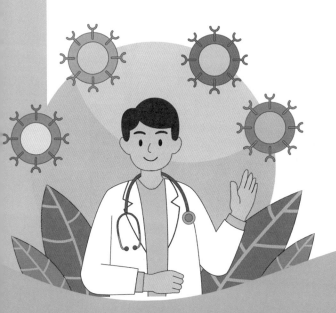
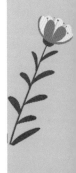

第七十六问

CAR-T 细胞治疗可延长生存时间吗？

目前接受 CAR-T 细胞治疗的对象一般为疾病终末期的恶性血液病患者，大多为接受化学治疗、造血干细胞移植、靶向药物等治疗后出现疾病进展，暂无其余更佳治疗方案可选，生存时间一般短于 3 个月。

因此，大多数情况下患者接受 CAR-T 细胞治疗利大于弊，基本可延长生存时间，疗效佳者可达长期无病生存（图 6-1）。目前研究数据显示，CAR-T 细胞治疗难治 / 复发 B 细胞血液肿瘤疗效显著，其中急性淋巴细胞白血病患者完全缓解率达 80%～93%，淋巴瘤患者完全缓解率达 40%～87.5%，多发性骨髓瘤患者完全缓解率达 45%～76%。经 CAR-T 细胞治疗的难治 / 复发急性淋巴细胞白血病、淋巴瘤和多发性骨髓瘤患者的生存期超 5 年的报道也越来越多。

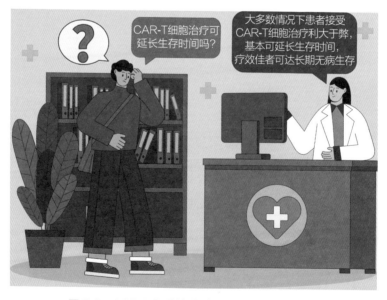

图 6-1　CAR-T 细胞治疗对患者生存时间的影响

值得关注的是，CAR-T 细胞输注早期过重的细胞因子释放或其他不良反应，可能会有致死风险，但大多数患者在医护人员的严密监护和及时干预下可平安渡过危险期。

第七十七问

CAR-T 细胞治疗会影响生育能力吗?

　　CAR-T 细胞疗法是直接靶向恶性肿瘤细胞的精准治疗新技术，并不会直接影响到患者的生殖细胞，所以不直接影响患者的生育能力（图 6-2）。若患者为生殖细胞恶性肿瘤，则需要进一步咨询主治医生。需要注意的是，CAR-T 细胞治疗前患者接受的放射治疗、化学治疗或异基因造血干细胞移植等治疗的毒副作用，可能会对患者生殖细胞造成损伤，因此建议有条件的患者在疾病首次达到缓解时，可将精子 / 卵子保存至精子 / 卵子库。

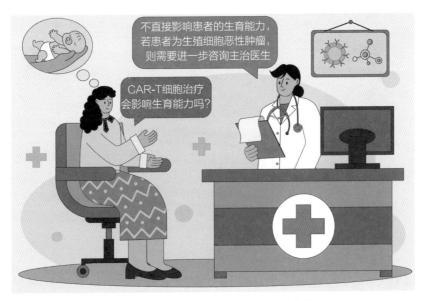

图 6-2　CAR-T 细胞治疗对患者生育能力的影响

第七十八问

CAR-T 细胞治疗有什么不良反应？会危及生命吗？

CAR-T 细胞作为一种"活细胞药物"，回输至患者体内后可迅速扩增、释放细胞因子、杀伤肿瘤细胞。在这个过程中患者可能会出现一系列不良反应，包括反复发热甚至持续高热不退、呼吸困难、低血压、头痛、心动过速、少尿、恶心呕吐、乏力、纳差、全血细胞减少、抽搐等，个别情况可能会危及生命（图 6-3）。部分病情严重的患者须转入重症监护室接受生命支持治疗（包括呼吸机、肾脏替代治疗等）来度过危险期。

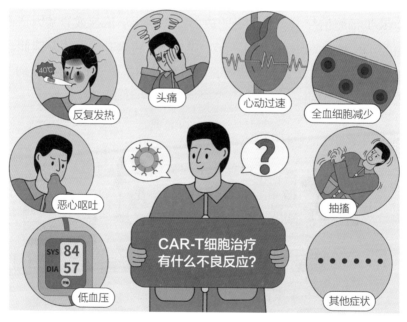

图 6-3　CAR-T 细胞治疗相关不良反应的主要表现

随着 CAR-T 细胞治疗临床应用方案的不断优化，医疗团队可早期发现高危患者并及时干预不良反应，可降低重度不良反应的发生率与病死率。伴随着 CAR-T 细胞研发技术的改进及临床管理策略的优化，CAR-T 细胞治疗的风险正逐渐降低。

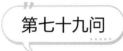

CAR-T 细胞治疗的不良反应严重程度和哪些因素有关?

CAR-T 细胞治疗相关不良反应的严重程度主要与患者自身肿瘤负荷情况、体能状态、各个脏器功能状况、既往基础疾病、CAR-T 细胞种类及作用靶点等有关（图 6-4）。

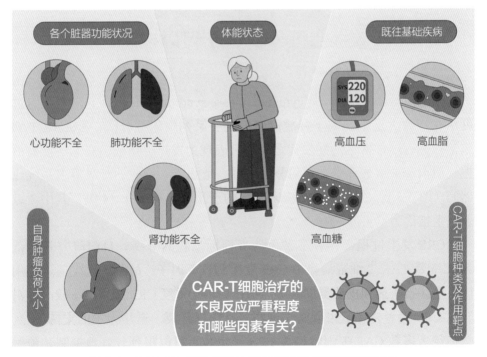

图 6-4 CAR-T 细胞治疗相关不良反应严重程度的影响因素

难治 / 复发患者多处于疾病终末期，肿瘤负荷高，严重不良反应发生率高；体能状态差者不能耐受 CAR-T 细胞治疗过程，也易发生严重不良反应；心、肺、肾等各个脏器功能不全者，往往严重不良反应发生率高；伴有多种基础疾病的患者接受 CAR-T 细胞治疗后发生严重不良反应的风险也较高。

浙江大学医学院附属第一医院黄河教授团队建立了一种早期预测重度细胞因子释放综合征的模型，为早期干预及降低相关病死率奠定了扎实的基础。且随着临床医疗团队对 CAR-T 细胞治疗并发症管理的相关经验积累越来越多，目前大多数接受 CAR-T 细胞治疗的患者在医生及时准确识别不良反应后，不良反应能得到很好地控制。同时，随着 CAR-T 细胞研发和制备技术的优化，精准调控型 CAR-T 细胞有望减少重度细胞因子释放综合征等不良反应的发生。

第八十问

细胞因子释放综合征（CRS）可以控制吗？

细胞因子释放综合征（cytokine release syndrome，CRS）是免疫细胞过度活化导致大量细胞因子释放所引发的一系列临床综合征，是 CAR-T 细胞治疗过程中最常见的并发症之一，常表现为发热、寒战、疲乏、食欲不振、肌肉和关节酸痛等，还可累及皮肤、心血管、消化、呼吸等多系统或器官（图 6-5）。CRS 可根据临床表现的严重程度分为 1～4 级，其中 3 级及以上被称为"重度 CRS"。

CRS 发生过程常伴有多种血清炎性标志物的升高。目前研究者们认为 IL-6 是 CAR-T 细胞治疗中 CRS 发生的核心因子，故临床医生通常使用 IL-6 受体拮抗剂和皮质类固醇等药物作为治疗重度 CRS 的重要手段。针对轻度 CRS 患者，一般采取密切观察，并辅以补液、退热为主的支持治疗。目前绝大多数 CAR-T 细胞相关 CRS 经治疗后可以得到较好地控制，预后好，极个别患者因进展快可危及生命。

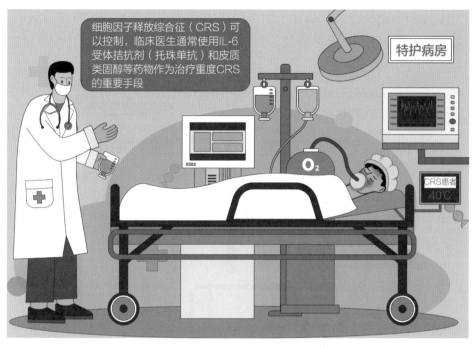

图 6-5　CAR-T 细胞治疗的常见并发症——CRS

第八十一问

免疫效应细胞相关神经毒性综合征可以控制吗?

　　免疫效应细胞相关神经毒性综合征（immune effector cell-associated neurotoxicity syndrome，ICANS）是指 CAR-T 细胞输注后，内源性或外源性 T 细胞和 / 或其他免疫效应细胞激活所导致的中枢神经系统功能失调。ICANS 是 CAR-T 细胞治疗后的常见并发症之一，一般发生在 CAR-T 细胞输注后 1 天至 4 周，早期可表现为注意力减弱、语言障碍、书写能力减退等，严重者可出现意识模糊、定向力障碍、情绪异常、失语等临床表现（图 6-6）。

　　目前研究者们认为 ICANS 的发生与 CAR-T 细胞及内源性免疫细胞释放的 IL-1、IL-6、IFN-γ 等细胞因子引起血脑屏障通透性升高有关。在治疗方面，若 ICANS 并发 CRS，一般可以使用 IL-6 受体拮抗剂或糖皮质激素。如果合并癫痫，一般推荐使用劳拉西泮来控制症状，并使用左乙拉西坦进行维持治疗。

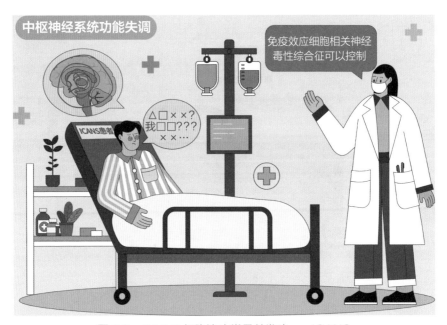

图 6-6　CAR-T 细胞治疗常见并发症——ICANS

目前，若发生 ICANS，绝大部分患者经积极治疗能得到有效控制，极个别患者因脑水肿等进展可危及生命。

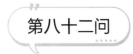

第八十二问

CAR-T 细胞治疗后都会出现全血细胞减少吗？一般会持续多久？

CAR-T 细胞治疗过程中，大部分患者会出现不同程度的全血细胞减少，其中重度中性粒细胞减少的发生率约 60%～90%，重度贫血发生率约 50%～70%，重度血小板减少的发生率约 30%～60%。但多数患者在 CAR-T 细胞回输 1 个月内全血细胞减少可逐渐恢复（图 6-7 ）。因此，在接受 CAR-T 细胞治疗过程中，必须警惕患者出现全血细胞减少相关的并发症（如出血、感染等），同时做好全环境保护、个人卫生等保护工作。针对不同类型的血细胞减少，医生会予以成分血输注、促进血细胞生成药物等治疗方案进行干预。

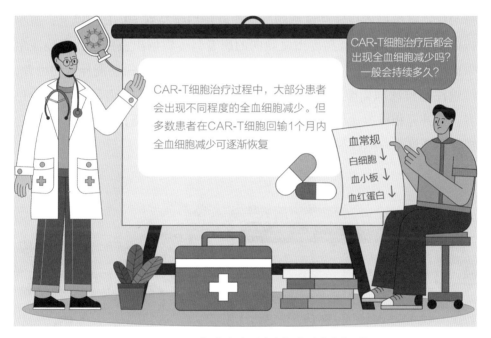

图 6-7　CAR-T 细胞治疗后全血细胞减少恢复时间

　　CAR-T 细胞治疗后患者出现血细胞减少为多因素叠加的结果。一方面，相较于多发性骨髓瘤或淋巴瘤患者，急性白血病患者接受 CAR-T 细胞治疗后出现全血细胞减少的程度更重，肿瘤负荷高的患者出现全血细胞减少情况也往往较重；另一方面，既往经历过大剂量化疗、化疗次数较多、接受造血干细胞移植后的患者，出现重度全血细胞减少的风险更高。同时，CRS、噬血细胞综合征、感染等因素也可引发或加重患者全血细胞减少或导致全血细胞减少时间延长。

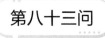

第八十三问

CAR-T 细胞治疗后都需要输血吗?

针对 CAR-T 细胞治疗后不同类型的血细胞减少,患者须接受对症支持治疗:贫血患者可输注红细胞,使血红蛋白维持在 60g/L 及以上;血小板低于 20×10^9/L 或有高度出血倾向的患者,可根据出血风险程度输注单采血小板,使血小板维持在 20×10^9/L 及以上;合并凝血功能异常的患者,可输注新鲜冰冻血浆、凝血酶原复合物等血液制品;凝血因子缺乏的患者,可补充相应凝血因子;若患者存在严重的低纤维蛋白原血症,可以选择输注纤维蛋白原制剂或冷沉淀(图 6-8)。

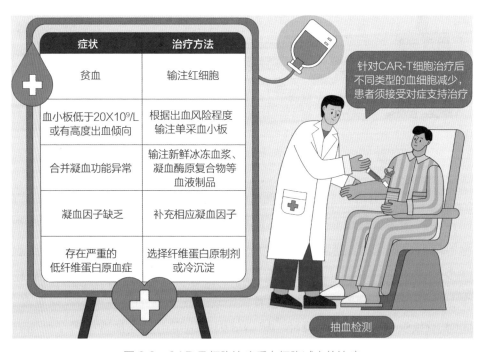

图 6-8 CAR-T 细胞治疗后血细胞减少的治疗

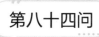

第八十四问

CAR-T 细胞治疗后都会出现免疫球蛋白低下吗？
一般会持续多久？

免疫球蛋白低下是指患者血清中一种或多种免疫球蛋白水平低于正常值下限。由于针对 B 细胞来源的血液肿瘤设计的 CAR-T 细胞既可清除肿瘤性 B 细胞，又可清除正常 B 细胞，而免疫球蛋白主要由成熟分化的 B 细胞（浆细胞）分泌，所以 CAR-T 细胞治疗过程中患者免疫球蛋白含量将不断减少，可能会增加感染的风险。因此，只要 CAR-T 细胞治疗有效，患者 B 细胞缺乏及免疫球蛋白低下发生率可为 100%（图 6-9）。若

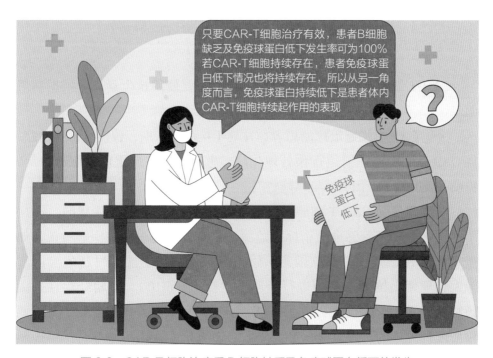

图 6-9　CAR-T 细胞治疗后 B 细胞缺乏及免疫球蛋白低下的发生

CAR-T 细胞持续存在，患者免疫球蛋白低下情况也将持续存在，所以从另一角度而言，免疫球蛋白持续低下是患者体内 CAR-T 细胞持续起作用的表现。

相较于成人，儿童产生抗体的浆细胞克隆少，更易合并免疫球蛋白低下。目前，对于免疫球蛋白严重缺乏的患者，可以静脉注射丙种球蛋白进行补充。若患者平时在免疫球蛋白低下情况下无感染发生，基本情况稳定，也可以暂不补充丙种球蛋白。

第八十五问

CAR-T 细胞治疗后都需要使用抗生素吗？

CAR-T 细胞治疗后，不是所有患者都需要使用抗生素，应根据病情而定。

接受 CAR-T 细胞治疗的患者往往处于疾病终末期，曾接受多线治疗，且 CAR-T 细胞输注前须行预处理化疗，患者易合并严重白细胞减少等，免疫力极度低下，因此感染风险较高。

当患者接受 CAR-T 细胞治疗后出现发热或其他感染症状时，医疗团队首先需要完善感染性指标的监测，并充分考虑患者的疾病特征，如患者的既往感染史、高危因素、感染部位、脏器功能、耐药危险因素等，合理使用抗感染药物进行经验性治疗（图 6-10）。开始经验性抗菌药物治疗后，医生也将密切评估患者病情，并根据其病情变化，及时调整后续抗感染的治疗方案，必要时联合多种抗生素进行治疗，尽早控制感染。

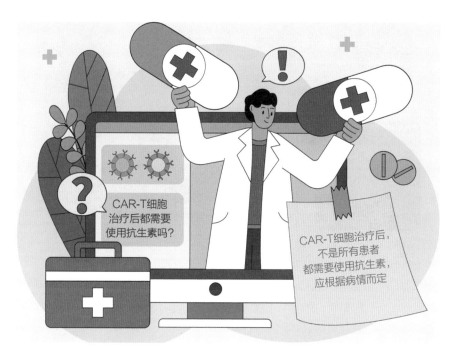

图 6-10　CAR-T 细胞治疗后抗生素的使用建议

第八十六问

CAR-T 细胞回输后开始发热就意味着发生 CRS 了吗？

　　不一定。CAR-T 细胞输注后可大量扩增、激活内源性免疫细胞，导致 IL-6、IFN-γ、IL-2 等多种细胞因子水平显著升高，使得人体运动神经和交感神经兴奋，导致骨骼肌紧张，增加产热，或通过收缩皮肤血管以减少散热。因此，虽然发热是 CRS 的主要临床表现之一，但 CAR-T 细胞治疗后的发热不一定就是 CRS，主要须警惕、排除感染性发热的可能（图 6-11）。感染性发热与 CAR-T 细胞的输注时间无明显相关，当考虑患者出现感染性发热时，须及时给予抗感染治疗。

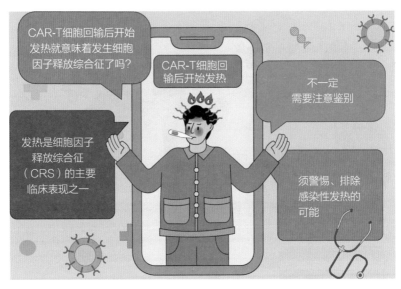

图 6-11　CAR-T 细胞治疗后发热与 CRS 发生的鉴别

第八十七问

如何区分 CRS 引起的发热和感染引起的发热？

　　由于 CAR-T 细胞活化时释放的大量细胞因子及对肿瘤细胞的杀伤作用，患者在接受 CAR-T 细胞治疗后短期内（约 3～14 天）常会出现一定程度的发热。由医生评估、规范使用退热药物或经抗 IL-6 受体拮抗剂及糖皮质激素抑制炎症后，患者的发热往往能得到较好地控制，且患者退热后往往感觉良好，无不适主诉。

　　若患者于治疗期间接受规范退热及抗炎治疗后再次出现发热或发热伴咳嗽、咳痰等不适，或 CRS 恢复后再次出现以上不适，则需要警惕患者出现感染性发热的可能（图 6-12）。此时应及时依照医生制定的诊治方案，查明潜在的感染源，针对性使用抗感染药物进行治疗。

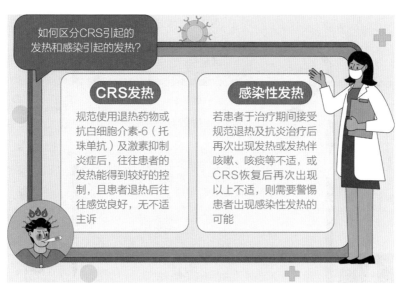

图 6-12　CAR-T 细胞治疗后 CRS 引起的发热与感染引起的发热鉴别

第八十八问

不发热就意味着 CAR-T 细胞治疗无效吗?

目前，是否发热与 CAR-T 细胞治疗的疗效之间无明确的相关性（图 6-13）。CAR-T 细胞疗效通常与 CAR-T 细胞活化、扩增、体内维持时间等因素有关。通常，患者接受 CAR-T 细胞输注后，CAR-T 细胞在患者体内大量扩增、杀伤肿瘤细胞时会出现 CRS，引起发热；但对于部分肿瘤负荷较低的患者，输注后的 CAR-T 细胞也有良好的扩增，但其往往发热不明显，疾病依然可以得到完全缓解。因此，发热是 CAR-T 细胞治疗过程中的常见临床症状，但不是 CAR-T 细胞治疗的疗效评价标准，不发热并不意味着 CAR-T 细胞治疗无效。

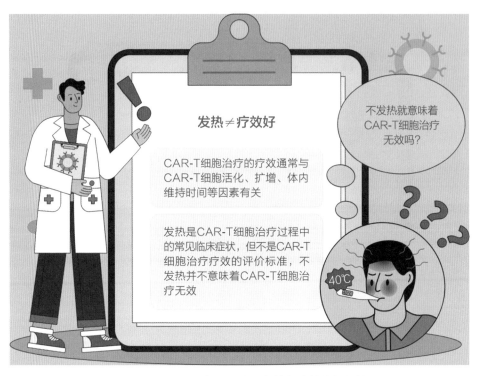

图 6-13　CAR-T 细胞治疗后发热与疗效的相关性

第八十九问

CAR-T 细胞回输以后需要配合医生的哪些治疗和随访？

CAR-T 细胞回输后，患者应继续观察 CAR-T 相关毒副作用，毒副作用控制后再前往门诊定期随访，明确身体一般情况、肿瘤负荷、CAR-T 细胞含量、免疫球蛋白水平和病原体感染等情况。

患者需要配合的整个过程可根据配合目的分为治疗观察期（28 天内）、治疗随访期（28～90 天）、生存随访期（90 天以后）。不同时间节点下，患者接受随访的目的和接受检查的项目均有所差异（图 6-14）。

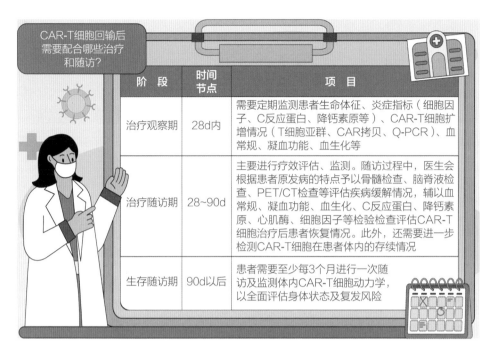

图 6-14 CAR-T 细胞回输后的治疗和随访建议

治疗观察期为 CAR-T 细胞治疗相关毒副作用的高发阶段，需要定期监测患者的生命体征、炎症指标（细胞因子、C 反应蛋白、降钙素原等）、CAR-T 细胞扩增情况（T 细胞亚群、CAR 拷贝、Q-PCR）、血常规、凝血功能、血生化等，综合以上指标，可以判断患者 CRS 的严重程度，并及时采取干预措施。若患者出现胸闷气促、呼吸困难等症状，应积极予以心电监护，实时监测血氧饱和度、血压、心率、心律等指标。

治疗随访期 CAR-T 细胞治疗相关毒副作用已基本结束，主要进行疗效评估、监测。随访过程中，医生会根据患者原发病的特点予以骨髓检查、脑脊液检查、PET/CT 检查等检验检查评估疾病缓解情况，辅以血常规、凝血功能、血生化、C 反应蛋白、降钙素原、心肌酶、细胞因子等检验检查评估 CAR-T 细胞治疗后患者恢复情况。此外，还需要进一步检测 CAR-T 细胞在患者体内的存续情况。

进入生存随访期后，患者需要至少每 3 个月进行一次随访及监测体内 CAR-T 细胞动力学，以全面评估身体状态及复发风险。

第九十问

CAR-T 细胞的疗效会受糖皮质激素或托珠单抗影响吗?

IL-6 受体拮抗剂（如托珠单抗）可通过阻断 IL-6 受体从而减少免疫细胞的激活。目前，托珠单抗的安全性已得到大量临床研究的验证，且尚无报道证明托珠单抗会影响 CAR-T 细胞的增殖、杀伤及临床疗效。

糖皮质激素则可直接抑制 T 细胞增殖与杀伤功能。以往观点认为在 CRS 或 ICANS 相关治疗中应尽量避免应用糖皮质激素，但近期国内外均有研究表明早期糖皮质激素的使用不影响 CAR-T 细胞扩增与疗效（图 6-15）。

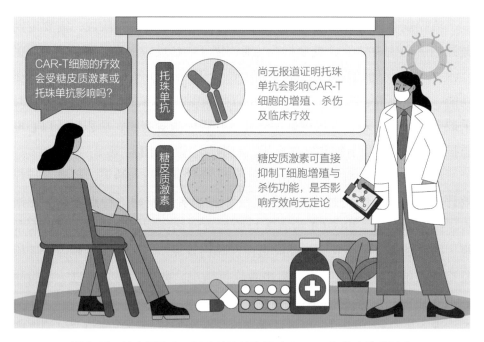

图 6-15 糖皮质激素、托珠单抗的使用对 CAR-T 细胞疗效的影响

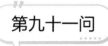

第九十一问

如何安全度过 CAR-T 细胞治疗后低细胞期？

　　患者接受 CAR-T 细胞输注后，会出现不同程度的白细胞减少、血小板减少和贫血，这段时期称为低细胞期。CAR-T 细胞治疗后患者面临的低细胞期往往比化学治疗后的持续时间更长、程度更重，约有 30% 的患者低细胞期恢复时间超过 1 个月，个别患者的恢复时间可达 3 个月以上，因此患者接受 CAR-T 细胞输注后低细胞期有较高的感染、出血等风险（图 6-16）。该期也是 CAR-T 细胞治疗过程中的关键时期，治疗全程应由医护人员和患者家属共同介入。

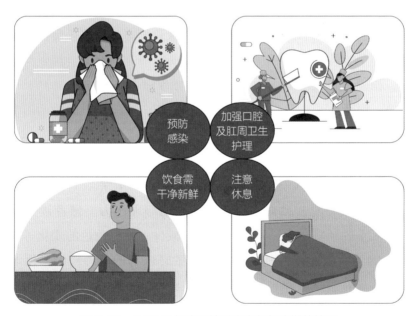

图 6-16　CAR-T 细胞回输后患者低细胞期的护理

　　医护方面，须针对 CAR-T 细胞治疗患者制定个性化的管理方案，尤其是对低细胞期患者群体，应尽量做好全环境保护，加强饮食卫生的宣教，建议有条件者可安排患者在无菌层流环境中接受 CAR-T 细胞治疗。应对粒细胞缺乏伴发热的患者给予全面病情评估和及时的抗感染等治疗，对贫血或血小板减少的患者给予成分输血支持，酌情使用促进血细胞生成药物。

患者方面，应注意休息，做好感染预防，尤其应加强口腔及肛周卫生护理，每日饮食须为干净新鲜的熟食，避免腌制食物。当患者血小板较低时，应尽量卧床休息，温软饮食，避免用力，发现问题及时反馈给医护人员。

第九十二问

如何应对 CAR-T 细胞治疗中的紧张情绪？

寻求 CAR-T 细胞治疗的患者往往经历了多线治疗，且处于难治 / 复发阶段，承受着极大的心理负担，易产生紧张、焦虑、抑郁等负面情绪。在与疾病的斗争过程中，患者、家属及医疗团队应共同努力、加强沟通、互相理解，积极的心理建设是治疗成功的重要保障（图 6-17 ）。

首先，患者可予自身一定的时间调整心态，适应当下的生活习惯，了解 CAR-T 细胞治疗技术的优势及益处，要坚信越来越先进的医学技术是我们强大的后盾。可与医护人员沟通，了解疾病相关的知识，多与预后较好的病友"取取经"等，有助于缓解紧张、焦虑的情绪。

其次，家属有时候会面临比患者更大的心理压力。患者接受治疗期间，面临沉重的经济压力、家庭劳动力的减少、家庭角色的变化等，以及相对稳定的生活规律被打乱等，家属须做好自身的心理建设，逐渐建立新的、适合现有照顾患者的生活模式。在此期间，患者家属可放慢个人工作、生活的速度，以保存体力和精力，适应家有患者的生活状态，更好地实现事半功倍。可通过转移注意力、多沟通等方式，如向医疗团队 / 病友团学习护理患者、营养餐做法等，于各项事宜中发挥每位家庭成员的优势，合理分工，共同前行。必要时，也可以咨询心理专家接受心理疏导。

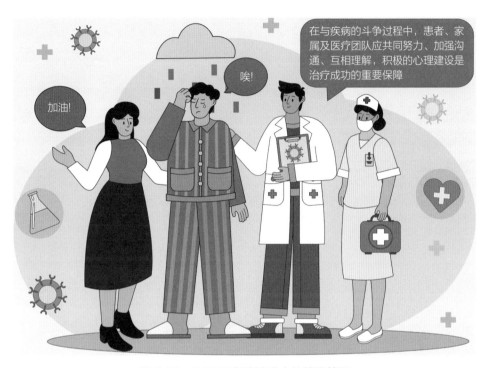

图 6-17　CAR-T 细胞治疗中的情绪管理

　　CAR-T 细胞治疗是一项大"手术",面对可能遇到的风险,无论是患者抑或是患者家属,都要做好一定的思想准备,但不能轻易言败。

第七篇

CAR-T 治疗后的生活护理

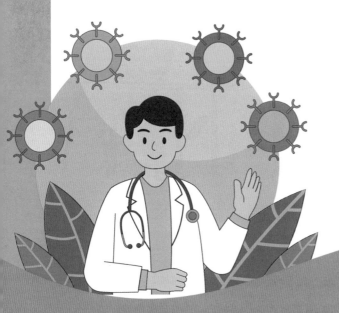
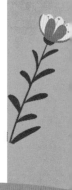

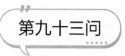
第九十三问

CAR-T 细胞治疗后需要多长时间可以正常参加工作？

首先，患者接受 CAR-T 细胞治疗时多处于疾病难治 / 复发阶段，且既往经历多线治疗，体能状况一般较差；其次，CAR-T 细胞治疗过程中，部分患者会发生细胞因子释放综合征（cytokine release syndrome，CRS）、经历低细胞期等，需要一定时间恢复；此外，进行 CAR-T 细胞治疗后，患者的免疫功能往往较弱，需要等待免疫功能的恢复。故建议，患者接受 CAR-T 细胞治疗后按照随访计划定期进行原发病及全身状态评估。一般来说，若半年后各项评估无异常且经主管医生同意，可恢复工作学习状态（图 7-1）。

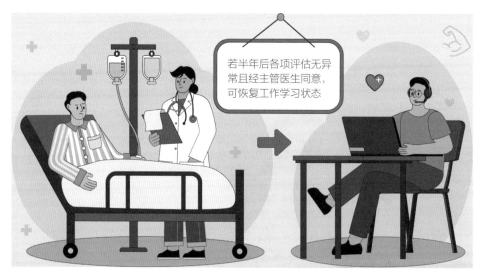

图 7-1　CAR-T 细胞治疗后恢复正常工作的时间

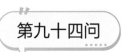

CAR-T 细胞治疗后可以正常参加体育活动吗?

患者适当参与体育锻炼,对其生理情况和心理状态都有一定的积极影响。但患者在接受 CAR-T 细胞治疗后,要根据疾病情况和体能恢复状况来决定是否可以运动及适宜的运动强度(图 7-2)。如在 CAR-T 细胞治疗后早期,若患者血象尚未完全恢复,不建议进行剧烈运动,若此阶段患者剧烈运动可能会引起胸闷气喘、头晕、出血等不适;多发性骨髓瘤患者在 CAR-T 细胞治疗后的早期,若骨质破坏尚未恢复,同样建议避免体育活动,以免造成骨折等。因此,总体上建议患者在进行 CAR-T 细胞治疗后按照随访计划定期复查评估,根据恢复情况及主管医生建议,进行适当的体育活动。

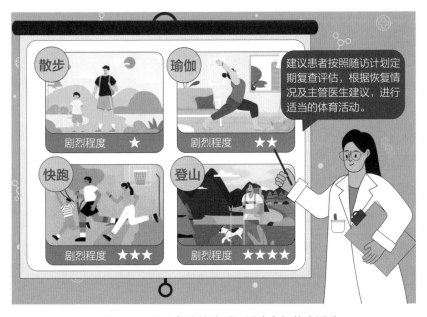

图 7-2 CAR-T 细胞治疗后可适度参加体育活动

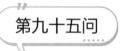

第九十五问

CAR-T 细胞治疗后可以正常结婚和生育吗？

患者在接受 CAR-T 细胞治疗后，待疾病、体能状况及各项指标恢复后，可以正常恋爱、结婚，对性生活无影响。但患者需要根据 CAR-T 细胞临床研究的要求采取避孕措施，一般建议在 CAR-T 细胞回输后避孕至少 6 个月（图 7-3）。

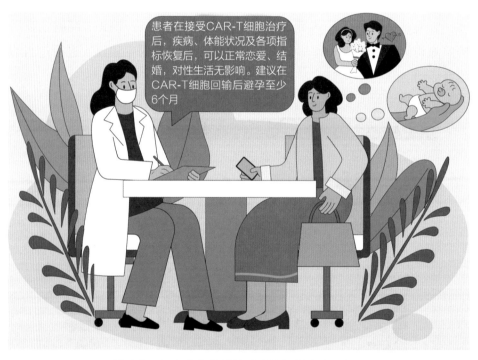

图 7-3　CAR-T 细胞回输后建议至少避孕 6 个月

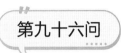

第九十六问

CAR-T 细胞治疗后可以正常接种疫苗吗？

目前上市的 CAR-T 细胞产品主要针对的靶点是 CD19 和 BCMA，相应的 CAR-T 细胞治疗会清除患者体内 B 细胞和浆细胞，易导致患者出现低免疫球蛋白血症及体液免疫缺陷，进而影响疫苗接种。如果患者参加了针对其他靶点的 CAR-T 细胞治疗临床研究，建议咨询主管医生，并等待病情评估完成、主管医生团队同意后再接种疫苗（图 7-4）。

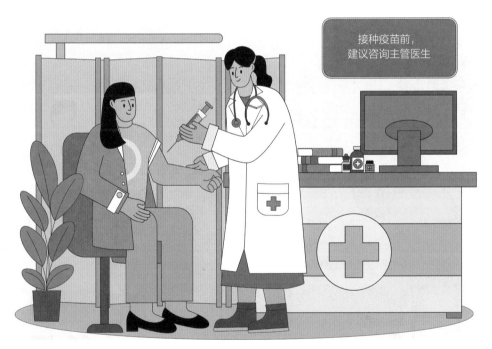

图 7-4　CAR-T 细胞治疗后视具体病情接种疫苗

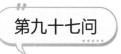

第九十七问

CAR-T 细胞治疗后可以使用中药调理吗?

　　中医是中华民族的瑰宝,有着悠久的历史,而中西医的联合治疗也有互补之处。建议患者 CAR-T 细胞治疗后按照随访计划定期复查随诊,经主管医生同意后可以使用中药调理(图 7-5)。但建议患者至正规中医院治疗,且治疗前中后须告知医生已接受 CAR-T 细胞治疗,同时避免使用糖皮质激素及其他免疫抑制剂,勿轻信民间偏方。

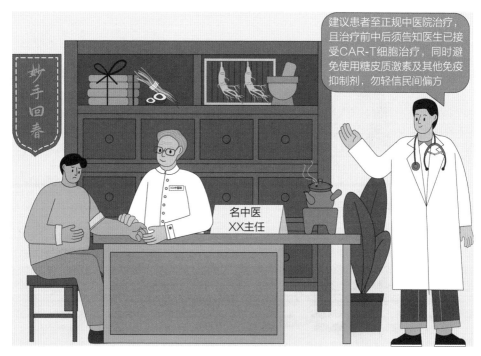

图 7-5　CAR-T 细胞治疗后应接受正规中药调理

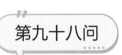

CAR-T 细胞治疗后慢性病药物还能吃吗?

高血压、糖尿病等慢性病患者需要长期规律服药，这些药物与 CAR-T 细胞不存在相互作用，可根据相关专科医生的医嘱使用（图 7-6）。针对 CAR-T 细胞治疗后的患者，尽量避免使用糖皮质激素及免疫抑制剂，如需使用，建议与主管医生沟通，根据具体病情进一步决定。

药物类型	可 用	注 意
抗高血压药	常规降压药均可服用 利尿剂类：氢氯噻嗪、呋塞米等 β 受体阻滞剂类：比索洛尔、倍他乐克等 钙离子拮抗剂类：硝苯地平等 血管紧张素 II 受体拮抗剂类：厄贝沙坦等	非常规类降压药物请咨询医生
降血糖药	常规降糖药无禁忌 磺脲类：格列喹酮、格列美脲等 非磺脲类：那格列奈，瑞格列奈等 二甲双胍类：盐酸二甲双胍 α-糖苷酶抑制剂：阿卡波糖、伏格列波糖等	非常规类降糖药物请咨询医生
解热镇痛药	非甾体抗炎药 对乙酰氨基酚、吲哚美辛、布洛芬等	/

图 7-6　CAR-T 细胞治疗后服用常见慢性病药物的注意事项

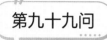

第九十九问

CAR-T 细胞治疗后可以抽烟、喝酒吗？

CAR-T 细胞治疗后早期，患者的体能状况及免疫功能尚未完全恢复，抽烟、喝酒可能会威胁其身体健康。例如，抽烟会增加肺部感染的风险，喝酒可能会影响患者肝功能及相关药物代谢。因此，建议患者避免抽烟和喝酒。患者 CAR-T 细胞治疗后完全恢复健康，开始正常工作生活时，仍然建议患者避免抽烟和饮酒（图 7-7）。

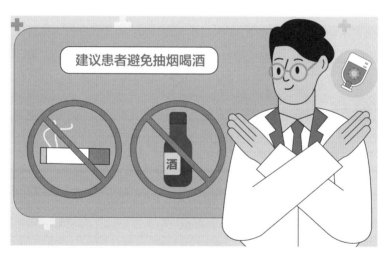

图 7-7　CAR-T 细胞治疗后抽烟、饮酒习惯的调整

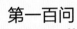

第一百问

CAR-T 细胞治疗后饮食上需要注意什么？

良好的饮食摄入可以帮助患者获取充足的营养，从而更快地恢复体能。总体而言，建议患者 CAR-T 细胞治疗后选择新鲜卫生的食物，避免生食、腌制品、隔夜菜等；注重营养均衡，避免辛辣刺激、重油重盐；适量适度饮食、避免暴饮暴食（图 7-8）。如需个性化指导，可咨询相关营养专家，制定专属饮食计划。

建议食用	食物类型	避免食用
经高温杀菌处理过的牛奶：如超市提供的有效期内的巴氏乳；经过消毒或高温杀菌的奶油		未经消毒的牛奶；未经消毒的奶油
全熟鸡蛋，如炒蛋和水煮蛋；在正规商店购买的蛋黄酱		生鸡蛋或者非全熟的鸡蛋，如：溏心蛋
全熟的肉；经过消毒的真空包装或灌装肉酱		生肉或者非全熟的肉，如未全熟的牛排、超市售卖的半熟鸡肉；熏肉、火腿；未经消毒的散装肉酱
新鲜烹制的鱼肉或其制品；全熟的虾蟹类		生鱼或未全熟的鱼虾，如刺身、寿司等；生贝类或非全熟的贝类，如醉虾、醉蟹、扇贝、牡蛎等
经清洗后烹制的蔬菜；洗净或去皮的水果（中性粒细胞减少时，建议进食可去皮水果，避免进食草莓、车厘子等不能去皮水果）		未经清洗的果蔬；表面受损或有斑点的果蔬（当水果出现斑点时，整个水果实际已全部开始变质，即使去除斑点部分，也不宜使用）

图 7-8　CAR-T 细胞治疗后饮食注意图谱

第八篇

病友故事

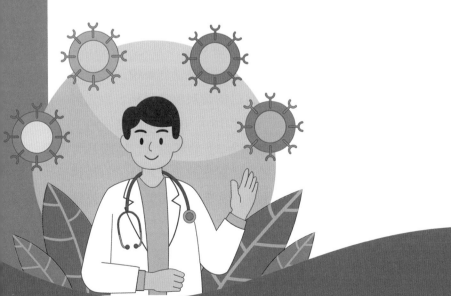

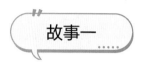

破茧成蝶，涅槃重生——CAR-T 细胞治疗难治 / 复发急性淋巴细胞白血病

　　璎璎是安徽芜湖人，从小古灵精怪，聪慧开朗。她从初中开始起就喜欢上了玩游戏，最早玩跑跑卡丁车，慢慢开始接触到《魔兽世界》《DOTA 2》等大型游戏，游戏技术也日益提升。大学毕业后，璎璎的家人为她在老家安排了一份工作。生活按部就班，但有些许沉闷，这让喜欢迎接挑战的璎璎考虑过后决定辞职，在家休息一段时间调整状态——看看书，弹弹钢琴，打打最爱的游戏，和小伙伴在一起做任务、打装备，自娱自乐。直到有一天，朋友的一句话点醒了她，"你游戏玩得这么好，口才又好，干嘛不去开个直播和大家一起交流？"在伙伴们的鼓励下，璎璎在直播平台申请了房间，开始了游戏直播，第一次较为正式地接触到了电子竞技。

　　"刚开始做直播，纯粹是练练手，粉丝也不是很多"，用璎璎的话说，就是"练自己，每天从下午打到晚上，打到自己不想打为止。"直播平台经常会有一些线上主持活动，喜欢尝试新事物的璎璎也时常报名参加。她俏皮可爱的主持风格，渐渐引起了国内手机游戏公司的关注。2016 年初，陆续有几家手机游戏公司邀请璎璎为他们的线下活动作解说。之后璎璎便经常出差上海、苏州等地，渐渐形成了自己的游戏解说风格，也凭借着自己的个性解说和扎实台风收获了高人气。2016 年 10 月，璎璎签约了一家上海的游戏竞技公司，正式成为了《DOTA 2》的解说员，还额外为大学生电子竞技联赛作解说（图 8-1）。她把自己喜欢的游戏玩成了一份热爱的事业。"很多人觉得做直播做解说很容易、很光鲜，其实吃过的苦只有自己知道"，璎璎说，"做这一行也需要毅力，熬夜是家常便饭，经常是早上七八点出门，凌晨三四点才到家。"

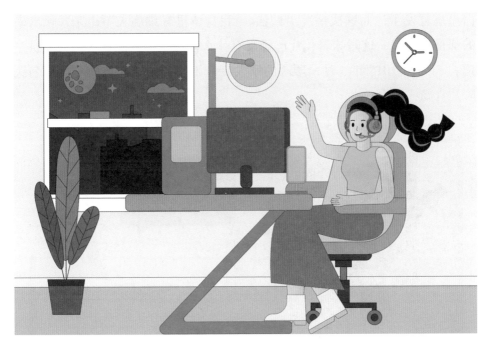

图 8-1　熬夜解说的璎璎

2017 年 4 月，亚洲最大的单项电子竞技赛事——DOTA 2 亚洲国际邀请赛在上海举行。璎璎的解说风格和才华深受美国西雅图 DOTA 2 国际邀请赛组委会的赏识，她也因此收到了全赛程的解说邀请。然而，上海邀请赛结束没多久，璎璎总觉得浑身没力气，持续发低热，四肢出现了密密麻麻的出血点，身上也莫名出现淤青，久久无法消退（图 8-2）。敏感的璎璎觉得事情不妙："其实身体不舒服有段时间了，但那时一直在准备比赛解说，也没深究。谁知现在出血点有增无减，我怕是得了血液方面的病。"

检查结果打破了璎璎内心最后的一丝侥幸。2017 年 5 月，她被确诊为急性淋巴细胞白血病，需要马上住院化疗。"说实话，知道结果的一刹那，感觉天都要塌了，怎么都想不通，为什么这个病会发生在我身上。冷静了三天，我才接受了这个事实。接下去，就是化疗，和病魔做斗争。"经过三次系统性化疗和多次巩固性治疗，璎璎的身体情况有所好转，璎璎一家也松了口气。然而，命运又跟她开了一次玩笑——2017 年 12 月，璎璎的白血病复发了，而这次情况更糟糕。"我身体里好细胞长不出来，长出来的都是坏细胞，这意味着化疗已经没有什么作用了，只能做骨髓移植拼一把。"于是，2018 年 5 月，璎璎的家人带着她找到了浙江杭州一家知名医院的骨髓移植中心。

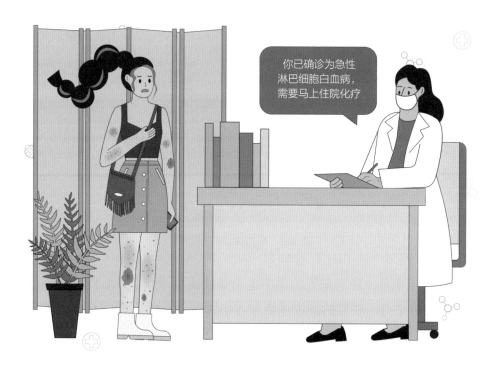

图 8-2　璎璎全身出现瘀点瘀斑

　　璎璎出现在医生办公室时，医生们都被吓了一跳。瘦小的她，腹部却肿胀得像怀孕 6 个月的孕妇（图 8-3）。"她已经处于白血病终末期了，来的时候肝脾已经肿大到进入了盆腔，骨髓中的白血病细胞比例已经超过 90%。可以说，她体内几乎已经被白血病细胞占据，任何一点风吹草动都可能危及生命。"该骨髓移植中心一位主任医师说。随后，该院著名血液病专家对璎璎的病情进行了全面细致地评估：一方面，难治 / 复发的白血病细胞对化疗耐药，恶性程度高，治疗选择极其有限；另一方面，高肿瘤负荷的白血病患者如果接受 CAR-T 细胞治疗，治疗过程中并发肿瘤溶解、严重细胞因子风暴、长期骨髓抑制合并感染、出血等副作用的风险极高。经过一次又一次的讨论和评估，医师团队最后决定应用 CD19/CD22 双靶点 CAR-T 细胞治疗方案，与璎璎一起与病魔决一死战。"这个治疗方法，通俗地说，就是把白血病患者体内正常的 T 细胞提取分离出来，进行基因改造，生成一种可以精准识别癌细胞的 CAR-T 细胞，再把这种 T 细胞输回体内。这就像给 T 细胞装了一个 GPS 导航系统，改造的 T 细胞会在进入人体后，追踪并针对性地杀死白血病细胞。并且这个 T 细胞是具有生命力，可以繁殖的。如果白血病细胞多，它能繁殖出大部队去攻击，精准有效。"该骨髓移植中心的医师为我们解释道。

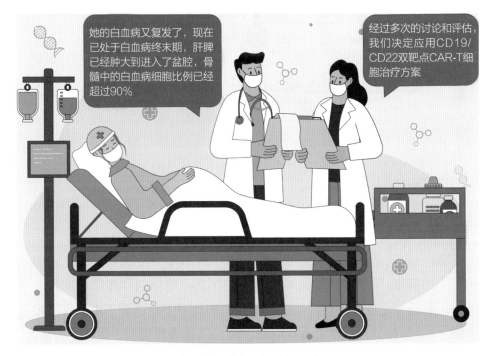

图 8-3　瘦小、腹胀的璎璎

而在 CAR-T 细胞输入体内后，璎璎出现了持续 4 天的高热，她咬着牙一声不吭，乐观面对，想打赢这场和病魔间没有硝烟的战争。在医护人员的共同努力及精心看护下，璎璎的病情终于出现了转机——CAR-T 细胞回输后第 11 天，璎璎体内已经检测不到白血病细胞，一个活泼、俏皮、精神的女孩又回来了（图 8-4）。2018 年 8 月 9 日、8 月 10 日，璎璎输注了父亲的半相合造血干细胞，顺利完成移植。

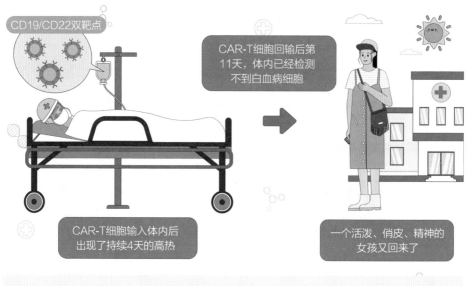

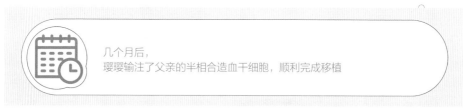

图 8-4　璎璎与病魔抗争

　　"有一句话是这么说的，我们的灵魂要经过千百万次的锤打，才能到达人生的高度。"干净的眉眼带着盈盈的笑意，这位叫作璎璎的女孩心怀感恩，满眼坚定地分享自己的感悟。现在的她身上丝毫看不出病魔的痕迹（图 8-5）：她像其他同龄的女生一样，染自己喜爱的发色，化精致的妆容，还拥有了一只可爱的小猫；她可以滑雪、潜水，用双脚丈量祖国各地的美丽风景。她坦言道，经历了这一过程后，自己对待人生的态度和看待问题的角度发生了很大改变；疾病康复的过程是一件非常神奇的经历，也是某种意义上真正的"重生"，"生活给予我们的悲喜，最终都会幻化成无形的光芒和继续前行的力量"。

　　如今，璎璎已愈发勇敢明媚，怀揣着爱与希望，永远向阳而生！

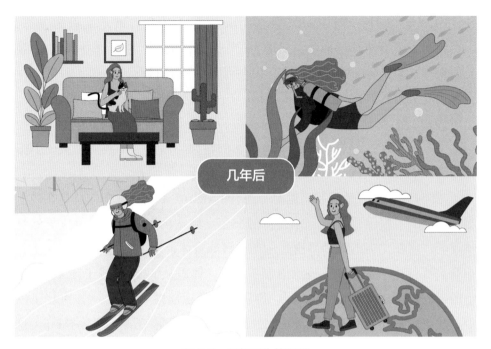

几年后

图 8-5 涅槃重生的璎璎

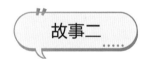

故事二

跨越山海，赴杭新生——CAR-T 细胞治疗慢性粒细胞白血病急淋变

这是一位中国香港患者在内地求医的故事，也是一个香港医疗同行"体验"内地"国家队"医疗服务的故事。"这里的医护人员很了不起，工作非常辛苦，医疗水平也非常高，"她说，"来内地求医的选择真的做得很对！"

2020 年，41 岁的香港同胞李佳因急性淋巴细胞白血病复发，在浙江杭州一知名医院接受了 CAR-T 细胞治疗，并于同年 8 月 31 日康复出院。和死神扳赢手腕的她这是第二次来到浙江杭州，不过这一趟杭州之行并不是观光旅游，而是她的"新生"。

1979 年 12 月，李佳在福建一个沿海县城中出生。她是家里的老二，上有姐姐，下有妹妹与弟弟，父母为了一大家子的生计常年在外奔波。"我是奶奶带大的，也跟奶奶最亲。"10 岁那年，李佳被母亲带到了香港，在香港接受了西式教育，也学会了粤语，长大后已然成了一个地道的香港人。

1999 年，李佳入职了香港一家医院，成为了一名护士，工作不久后便遇到了真命天子，结婚生子。似乎一切都在如约而至，平淡又幸福。但李佳却在 40 岁那年遇到了一个大坎。

"那时候，晚上睡醒起来都是一身汗"。2017 年年初，李佳总是在晚上出很多汗，且经常做梦梦到刚去世的公公。她觉得可能是思虑过度导致身体虚弱，便在丈夫的鼓励下通过运动来锻炼身体，增加抵抗力。"我先生就拉我去练气功、练瑜伽。我练瑜伽 3 个月，体重从 58kg 变成了 52kg。"运动的那段时间，李佳轻了 12 斤，她还以为是运动减下来的。"体重轻了以后，我就发现身上动不动就出现大片的淤青，肚子还变大了。"（图 8-6）这一连串的异常信号给身为护士的李佳拉响了警报，她随即前往医院就诊，完善了相关检查。

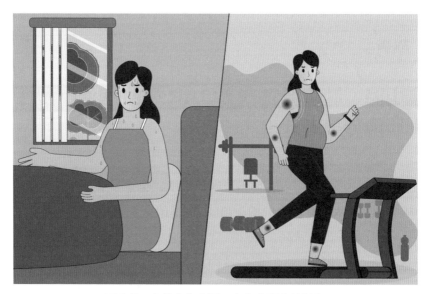

图 8-6 李佳全身大汗、身上出现大片淤青

"报告提示我是慢性粒细胞白血病。"2019 年 3 月，李佳被确诊为白血

病。"我不怕死，可是我死了，我的大儿子和小女儿怎么办？"虽然医生对她说慢性粒细胞白血病是白血病中最容易治疗的一种，服用针对其分子机制的靶向药物治疗大概率就可以实现缓解，但刚确诊的那一段时间，李佳就跟所有被判了"白血病死刑"的患者一样，经历了波折反复的心理斗争。

"这个病会不会遗传""我要是死了，孩子好可怜，这么小就没有妈妈""我不会死的，我要加油治病""为什么是我要得这种病""我要积极起来，我要配合治疗"。作为医护人员，她很明白白血病并不会遗传，但也忍不住担忧自己最爱的小孩会在未来的某一天深受白血病的折磨。

"妈妈，你要加油治病！不要生病！"当自己的儿女每天早上起来第一件事情就是给她加油鼓劲时，李佳的理智回来了。她接受了靶向药物治疗，逐渐恢复了正常生活，跟以往唯一的区别就是每天都需要吃药（图 8-7）。幸运的是，服用靶向药后不久，李佳的慢性粒细胞白血病就达到了完全缓解，这意味着她战胜了慢性粒细胞白血病。

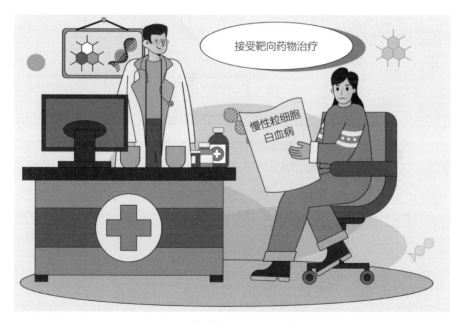

图 8-7　李佳确诊后服用靶向药物治疗

然而，就在全家人还沉浸在战胜病魔的胜利与喜悦中时，病魔在 1 个月后杀了个回马枪。2019 年 7 月，李佳突然高热不退，在香港当地医院做骨髓穿刺提示慢性粒细胞白血病急淋变——原先的慢性粒细胞白血病变成了急性淋巴细胞白血病，且急淋变相当于白血病的终末期，如果不进行化学治疗、骨髓移植，患者的存活期将会很短。

剪掉一头漂亮的长发，李佳开始了化学治疗。3 个疗程后，李佳的病情达到了完全缓解，但还必须进行骨髓移植巩固治疗。"那一刻，真的很绝望很害怕。"李佳摸着自己的光头，时常在想这回是不是真的要离开最爱的家人了。全家人进行了骨髓配型，其中最合适的是刚生完二胎 4 个月的姐姐。得知姐姐为了给她捐骨髓而放弃了母乳喂养，李佳像个小孩一样号啕大哭，"感谢妈妈，让我有那么多扶持相助的兄弟姐妹。"

2019 年 10 月，李佳在香港当地医院顺利进行了骨髓移植，再次战胜了病魔（图 8-8）。但好景不长，2020 年 6 月，李佳又发热了。经历过两次

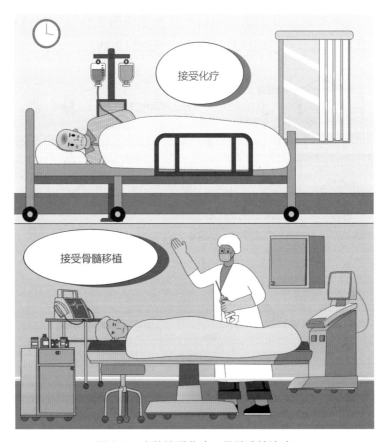

图 8-8　李佳接受化疗、骨髓移植治疗

生死搏斗的她活得小心翼翼，一发热就惴惴不安。这一次，急性淋巴细胞白血病复发，她仿佛认命了："我太累了。"

"不能放弃啊！"李佳的丈夫在香港某大学从事 IT 工作，他在妻子生病的那段时间，到处搜寻白血病相关的研究文献。"慢性粒细胞白血病急淋变，CAR-T 细胞治疗成功"——*Bone Marrow Transplantation* 上一篇有关 CAR-T 细胞治疗慢性粒细胞白血病急淋变的研究论文吸引了李佳丈夫的目光。文章中的病例跟李佳极为相似，都是慢性粒细胞白血病急淋变，只不过报道的这个病例没有接受骨髓移植，而是直接进行了 CAR-T 细胞治疗，至 CAR-T 细胞治疗后 2 年余仍然无病生存。一番查询后，李佳丈夫了解到这篇文章的通讯作者在浙江杭州一知名医院带领着一个卓越的细胞治疗团队，通过最新的细胞治疗技术——CAR-T 细胞治疗恶性血液疾病，和死神扳手腕救回了不少病危患者，其中不乏港澳台同胞和慕名而来的外籍患者，目前已有来自黎巴嫩、新加坡、马来西亚、以色列和瑞士等国的患者通过 CAR-T 细胞治疗康复，重回家庭与社会。

"我们去杭州做 CAR-T 细胞治疗！"丈夫把决定告诉李佳时，李佳不为所动："香港的医疗资源都救不了我，内地行吗？"但看着爱人为赴内地治病四处奔波、处理相关手续，李佳动摇了，"有了家庭以后，你的命就不只是你自己的了，还是家人的。"（图 8-9）。

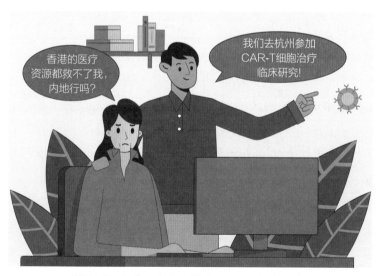

图 8-9 李佳一家决定接受 CAR-T 细胞治疗

7 月 17 日，在上海外事办的协助下，李佳与丈夫、母亲、姐姐落地上海。时值新型冠状病毒疫情期间，按照规定，李佳一家需要在上海隔离一段时间才能前往杭州治疗。提前收到上海外事办公函后，医院考虑到李佳病情较为急迫，就将李佳直接接到医院内进行院内隔离，以便随时关注她的病情变化。而李佳的丈夫、母亲及姐姐则遵循规定，在上海隔离期满后再到杭州与李佳团聚。

隔离结束后，李佳入住该院骨髓移植中心病房，专科医师团队也立即对李佳的身体情况进行了完整而细致地评估。针对李佳的疾病终末期状态，专家组最终制定了三步走的治疗策略：第一步，制备 CAR-T 细胞，而由于之前李佳已经移植了姐姐的干细胞，所以这次通过采集她姐姐体内的 T 细胞来制备 CAR-T 细胞；第二步，回输 CAR-T 细胞，彻底清除癌细胞；第三步，安全度过细胞因子释放综合征等 CAR-T 细胞治疗并发症，恢复免疫功能、造血功能，争取康复出院。

7 月 29 日，李佳的姐姐来到该院血细胞采集室。医师团队应用最先进的血细胞分离机，在将其他血液成分回输至李佳姐姐体内的情况下，成功单采到了足够多的 T 淋巴细胞，并与上海一教授的 CAR-T 细胞研发团队合作，给这些细胞装上了针对性识别癌细胞的"GPS 导航系统"，让这些原本对于杀伤癌细胞"无能为力"的 T 淋巴细胞，成为了精准打击癌细胞的"弹无虚发、百发百中的导弹"。经过实验室 10 天培养后，该 CAR-T 细胞的转染效率经检测达 67%，已达到国际最先进的制备水平。

8 月 17 日，李佳一直期盼着的 CAR-T 细胞回输日到来了。知名教授带领骨髓移植中心医护团队的保驾护航及家人的精心陪护，给李佳带来了莫大的信心。治疗过程中，李佳能感受到体内 CAR-T 细胞在与白血病细胞"打仗"，留在香港的儿女也每天和她视频通话，更是绘制了很多鼓励妈妈的画，李佳一日比一日更乐观与自信。

"我们第一次来杭州是旅游，那时候觉得西湖真美。这一次，来杭州觉得身为中国人很自豪很骄傲。" 8 月 31 日，结束了 CAR-T 细胞治疗的李佳收到了令人欣喜的复查结果——她的血象完全恢复了正常，预后非常好，她彻底跟白血病说了再见。

"内地的医疗水平真的比我们想象中厉害,"李佳的丈夫在李佳治疗期间时时刻刻陪在她身边(图8-10),感叹于兢兢业业的医护人员,"他们太能干了,工作量是我们香港医护人员的好几倍,但是很高效很高质量。"

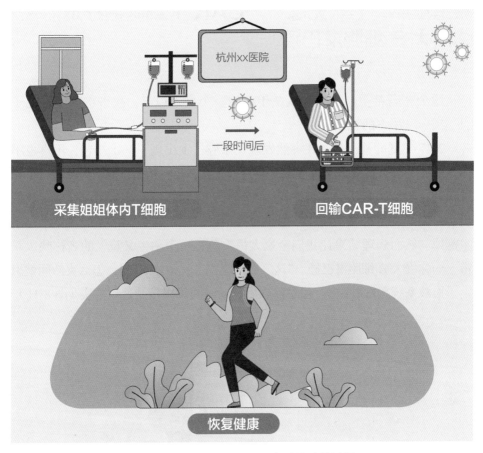

图 8-10　李佳接受 CAR-T 细胞治疗的过程

8月31日,李佳康复出院。"回香港了,我们也会想念你们的,我们会再来杭州的。"李佳说,以后杭州就成了他们的福地,会经常来旅游。"能顺利到达杭州,并且遇到国家队般的医疗队伍,得到他们的悉心照顾和治疗,打开了我们对祖国医疗技术的眼界,真的十分感恩!"

目前李佳接受 CAR-T 细胞治疗已经 3 年余,仍处于完全缓解状态,一家人过着幸福美满的日子!

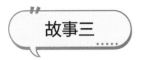

故事三 ......

希望重燃，七年无恙——CAR-T 细胞治疗难治性弥漫大 B 细胞淋巴瘤

这个充满希望的故事要从 7 年前的一个夏天说起，故事将以患者儿子（下文中"我"）的视角记述。

2017 年夏的某一天，我突然发现父亲脖子上出现了一个小包，不疼也不痒。虽然父亲平素身体一直很好，但出于谨慎，我们马上带他到医院进行了相关检查，听从医嘱接受穿刺检查以明确病理诊断。等待结果的过程中，我们仍心存侥幸觉得并无大碍，心想小包指不准自己就慢慢消了，最多做个小手术割掉。然而病理结果让我们全家大惊失色，一个陌生又唬人的名称映入眼帘——弥漫大 B 细胞淋巴瘤。"这怎么可能呢，父亲才 50 岁，怎么突然间就患上了血液系统恶性肿瘤？"我思前想后，一时间难以接受这一事实（图 8-11）。

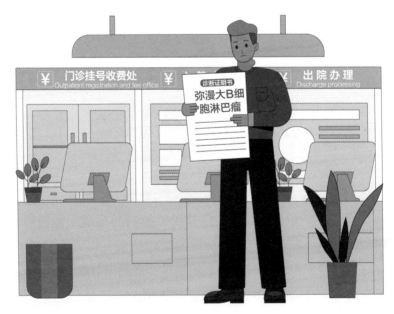

图 8-11 不起眼的小包，难以接受的病理结果

经历了短暂的不知所措后，我们决定与父亲共同面对疾病，赶往了当地一家三甲医院。医生说我父亲的疾病是早期，治愈希望很大，我们焦虑的心情也因此平静了不少。第一次化疗之后，父亲脖子上的肿块迅速变小至无法触及，这个好兆头让我们一家都松了一口气。然而，短短十余日，肿块又逐渐增大，医生建议我们第二次化疗后再看效果。可惜，第二次化疗结果又给了我们沉重一击，淋巴瘤细胞总是退而复生，死灰复燃。因此，医生决定改变治疗方案，使用更强有力的武器——靶向药，我们也对新方案寄予厚望。可事与愿违，淋巴瘤细胞似乎愈战愈勇，第三次化疗＋靶向药治疗后，父亲脖子上的肿块短暂缩小后又再次迅速增大。一次次疗效不佳，一次次尝试新方案，现实总是无情地熄灭我们战胜病魔的期盼。当时的我们被深深的失望与无助包围，几经周折，却找不到更好的治疗方案。最痛苦的是我父亲自己，经历化疗和靶向药的打击，却看不到好转的希望（图 8-12）。

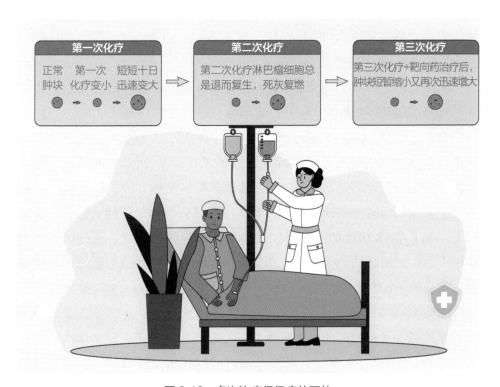

图 8-12　多次治疗但仍疗效不佳

这时候我在网上拼命搜寻，几乎浏览了淋巴瘤论坛里的每一个帖子，希望通过互联网的力量找到可以治疗我父亲疾病的方法。终于，一个关于 CAR-T 细胞治疗的帖子——浙江杭州一家知名医院正在开展 CAR-T 细胞治疗难治/复发淋巴瘤临床试验，让我们在绝望中燃起希望。经过全家人商量讨论，我们决定去参加 CAR-T 细胞治疗的临床试验，这种新型细胞免疫疗法一定会帮助我们突破困境！

我们联系了帖子中所述医院骨髓移植中心的医师团队，商定了时间完善检查，来判断是否适合采用 CAR-T 细胞疗法。幸运的是，我父亲顺利入组 CAR-T 细胞治疗的临床试验研究。

CAR-T 细胞治疗需要先采集自身的 T 细胞，然后经过体外培养、基因编辑修饰成 CAR-T 细胞，最后回输到患者体内。因此，我们再次与该院医师团队联系，确定了采集自体 T 细胞的时间。当时，除了脖子上的肿块，父亲的身体状态都还不错，因而我们期望能采集到高质量的 T 细胞。采集后的检测结果也令我们如愿以偿——"你爸爸的 T 细胞活性很好，体外培养的 CAR-T 细胞也正在扩增。"来自医师团队的信息如同雪中送炭，也让我们对 CAR-T 细胞的治疗效果充满信心！

期待又忐忑，我们迎来了 CAR-T 细胞回输的重要时刻。我们一边期待 CAR-T 细胞所向披靡、杀灭肿瘤细胞，一边也因一些未知的治疗相关反应而忐忑不安。CAR-T 细胞回输至父亲体内后，立刻精准定位淋巴瘤细胞进行杀伤，但也继发了局部的细胞因子风暴，"敌我双方的厮杀"使父亲脖子上的肿块出现"假性增大"，且伴有发红发热。肿块没有减小反而更大了，让我们有些不知所措。万幸，医师团队评估父亲的病情后，决定在不影响 CAR-T 功能的前提下，适当缓解细胞因子风暴。通过医院骨髓移植中心医护团队的协作努力，帮助父亲顺利挺过了对抗细胞因子风暴这异常艰难的十几个小时，肿块也开始逐渐软化缩小（图 8-13）。

回输 CAR-T 细胞 1 个月后，我们回医院复查。复查结果让我们一家人备受鼓舞，父亲颈部的肿块已明显缩小，更可喜的是，父亲体内仍然存在一定数量的 CAR-T 细胞，时刻准备着清除残留的肿瘤细胞，以达到更持续的缓解。此后，我们也严格按照医生们的提醒定期复查。1 个月、3

个月、半年、1年、2年……目前已经是第 7 个年头了，CAR-T 细胞奇迹般地守护着父亲的健康，他已逐渐回归了正常的工作和生活（图 8-14）。

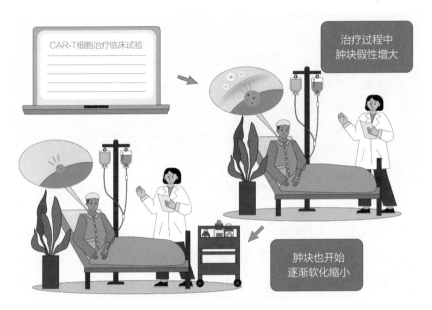

图 8-13　父亲参加 CAR-T 细胞治疗临床试验

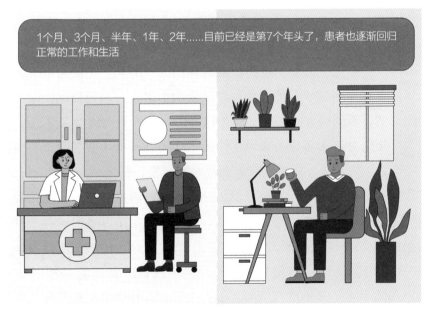

图 8-14　父亲恢复正常生活的第 7 年

在这里，真诚感谢从事 CAR-T 细胞治疗的医疗团队，感谢每一位医师，感谢你们给绝望的患者带来希望，逆流而上，创造奇迹！祝愿 CAR-T 细胞疗法造福更多患者！

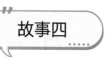

前沿治疗，美梦绕梁——CAR-T 细胞治疗难治 / 复发淋巴瘤

2018 年 4 月，来自广东的孙先生发现自己的颈部出现了一个肿块，且迟迟不消失，便在同年 5 月前往当地医院完善检查。没想到这看似普通的检查，却让刚过 40 岁的孙先生人生第一次感受到绝望——经过影像学检查与颈部肿块活检，孙先生被确诊为"弥漫大 B 细胞淋巴瘤"。"医生确定我患上了恶性肿瘤的时候，整个人犹如掉进了万丈深渊，这个结果是我万万没想到的。平时我一个连感冒都得不了几回的人，事先症状也不明显，突然脖子上隆起了一个小包块却是恶性肿瘤。"孙先生回忆说。

另外，据孙先生的妻子透露，当时他们唯一的儿子正值初中，夫妻俩十几年好不容易将孩子拉扯养大，本以为四十多岁可以轻松点，却又碰到这样的事情，看到检查结果时真的难以置信。孙先生被确诊为淋巴瘤时 42 岁，这个年纪对于大多数人来说正值人生壮年，可命运就在这个时刻跟他开了一个大大的玩笑。罹患癌症对他及全家而言，都是一次致命的打击。

面对一年高达几十万的治疗费，孙先生也曾想过放弃，但妻儿极力劝他放好心态，积极治疗。于是，2018 年 5 月至 2020 年 5 月，孙先生在 2 年时间里接受了 14 次不同方案的化疗和 20 次放疗，历经 2 次复发，甚至在 2019 年 12 月因淋巴瘤侵犯胃部、反复出现胃出血，于 2020 年 3 月做了全胃切除手术（图 8-15）。种种治疗的疗效均不尽如人意，孙先生的疾病一直是短暂缓解后又面临复发。

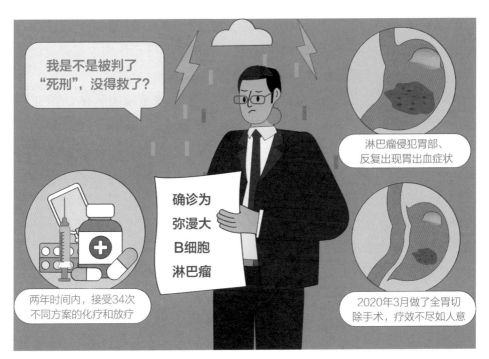

图 8-15　多次化疗后复发，疗效不尽如人意

"接受 CAR-T 细胞治疗前我已经记不清进行了多少次化疗，甚至有次放疗时还经历了胃部全切除手术。那个时候，几乎所有方案都试了一遍，结果都不满意，我觉得相当于给我判了'死刑'，没得救了。而且在治病的征途中困难重重，一方面是治疗的过程让我们夫妻俩的工作不断地遭受中断，另一方面，治疗大概已经花费了 80 万元，经济上压力巨大。而且，这样的家庭现状对小孩的心理也容易产生影响，他读高中的时候明显会感觉到压力。因此，真的非常幸运，在 2020 年，我在广东的主管医生将我推荐到浙江杭州一家知名医院专家团队治疗，给了我第二次生命。"孙先生回忆起那段痛苦又绝望的治疗经历时说。

CAR-T 细胞免疫治疗是近年来肿瘤治疗领域最重大的突破之一，也因其突出的疗效成为治疗难治 / 复发血液系统恶性肿瘤的有效手段。2020 年5 月，孙先生来到了杭州该医院的骨髓移植中心。前期评估中，医师团队发现孙先生腹腔内多发淋巴瘤病灶，且一淋巴瘤侵犯肠壁，对此表示："淋巴瘤侵犯肠壁后，CAR-T 细胞治疗时发生肠穿孔、肠出血、肠梗阻、腹膜炎的风险非常高，患者已不再适合接受传统的 CAR-T 细胞治疗。CAR-T 细胞治疗后的细胞因子风暴、神经毒性、骨髓抑制等副作用也都需要经验丰富的医生进行密切观察和及时干预。"

该院拥有细胞免疫治疗领域的国际领军者，曾带领团队在 CAR-T 细胞治疗领域取得了一个又一个重大突破。基于孙先生的病情，该团队医师向他介绍了团队最新的研究成果——这是一款合作研发的新型 CAR-T 细胞，基于 2020 年获诺贝尔奖的 CRISPR 基因编辑技术构建，实现了精准定点插入，同时避免了病毒随机整合导致的致瘤风险，还对 PD-1 这一"免疫刹车"实现了定点敲除，又装配有"GPS"CD19 CAR，瞄准恶性 B 细胞，实现"弹无虚发"。

CAR-T 细胞疗法治疗难治 / 复发性 B 细胞淋巴瘤的缓解率只有 40%～50%。面对未知的 CAR-T 细胞全新疗法，孙先生与妻子在作决定时也曾犹豫过。但面对此前多种疗法失败的打击，孙先生的妻子当机立断，表示只要有一线生存的希望，就当是最后的救命稻草奋力一搏，毅然选择成为非病毒定点整合 CAR-T 细胞治疗临床研究的首例受试者（图 8-16）！

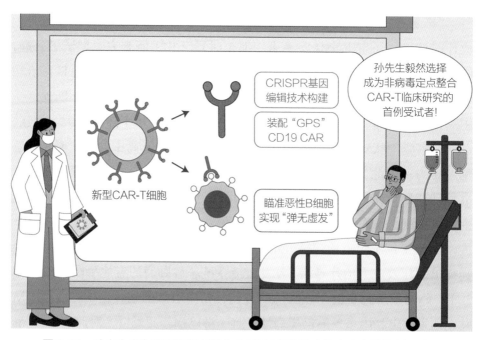

图 8-16 孙先生成为非病毒定点整合 CAR-T 细胞治疗临床研究的首例受试者

　　似乎是上天都觉得对孙先生开的玩笑过大，他 CAR-T 细胞治疗的过程异常顺利。2020 年 5 月 26 日，孙先生接受 CAR-T 细胞输注；2020 年 6 月 9 日，孙先生住院治疗仅 14 天，已完成病情评估并出院。在整个 CAR-T 细胞治疗过程中未观察到包括 CAR-T 细胞治疗最常见的细胞因子风暴和神经毒性在内的药物相关 2 级以上不良事件。CAR-T 细胞回输后在孙先生体内快速扩增，且能维持较长的时间。

　　2022 年夏天，时隔两年，孙先生给杭州的医护人员们分享了好消息：儿子已被清华大学美术学院录取！如今，孙先生无癌生存已超过 3 年，全家人都没想到接受 CAR-T 细胞治疗可以如此快速地消除肿瘤，CAR-T 细胞治疗给他们带来了一场美梦，治疗结束后梦已醒，但美好的生活仍在向前继续（图 8-17）。

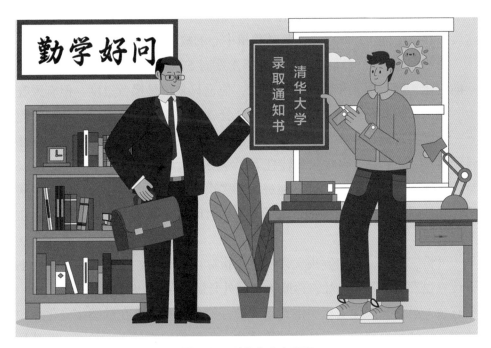

图 8-17　孙先生分享喜讯

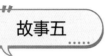

飞往希望，生命延续——CAR-T 细胞治疗难治／复发多发性骨髓瘤

这个故事起源于四年余前一次跨越海洋的飞行，香港难治／复发多发性骨髓瘤患者赴内地求医，希望不灭。生命延续的记录将以患者儿子（下文中"我"）的视角展开。

不知不觉父亲接受 CAR-T 细胞治疗一年有余，回想当年我们一家战战兢兢坐着飞机从香港出发，前往一处既熟悉却又陌生的地方寻找希望，这段我和浙江杭州一知名医院骨髓移植中心的故事依然历历在目。

我的父亲是一位理发师，2014 年发病时 57 岁，还未退休。父亲身体一向健康，因而那一年腰酸背痛频繁，他也只觉得是操劳过度。但有天晚上，他回家时脸色苍白，食欲不振，全身骨痛，我们赶紧将他送往医院检查。随即发现他血钙很高，还有溶骨性骨折，最终确诊他患上了"多发性骨髓瘤"。父亲的身体状况急转直下，免疫力大减，又染上了肺炎，被安排送往住院部接受治疗。其后他进行了多次化疗及靶向治疗，尽量控制病情，也接受了自体骨髓移植，花了大半年时间，症状有所好转，开始重建免疫系统。

可惜三年后，医生发现父亲的血象指标再度恶化，并在他的锁骨及小腿位置也发现了肿瘤病灶，诊断为"髓外骨髓瘤"（图 8-18）。来来回回一年有余，虽然父亲用上了香港最新、最好的药物并且也在继续接受化疗和放疗，病情稍有稳定，但依然未能痊愈。骨髓瘤细胞越来越顽固，尤其是小腿的肿瘤病灶。医生也没有其他方法，因此建议我们考虑 CAR-T 细胞治疗，但是该疗法在香港还从未被使用过，只有在内地医院才可以开展。

期间恰逢浙江杭州一知名医院专家团队至香港交流，香港医疗团队便将我父亲的情况与其商讨，认为我父亲的情况可能适合尝试 CAR-T 细胞治疗。于是，2019 年的夏天，我们抱着希望前往杭州，我们一家和 CAR-T 细胞治疗的故事就此展开。

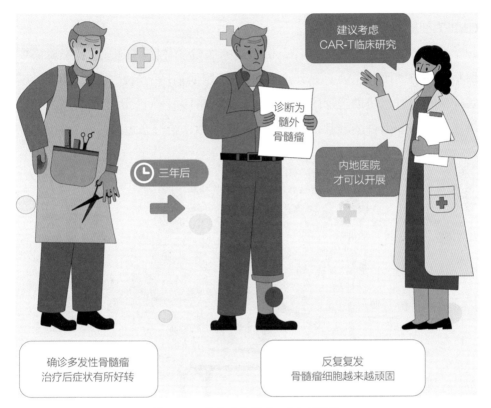

图 8-18　父亲全身骨痛，3 年后恶化

　　之前我和家人也曾到杭州旅行，不过印象最深刻的只有西湖的明媚风光及美味诱人的杭州菜，杭州对我们来说是个半熟悉又半陌生的城市。加之这是我们第一次出门就医，且可能要在医院逗留一段时间，不免有点担心适应不来。

　　在我们出发前，该医院的治疗团队就通过微信，与我们作了简单沟通以了解父亲的情况，并简单介绍相关治疗过程，让我们心理上提前有了适当准备。到医院后，我进一步阐述了父亲有关病程，专家团队也为我父亲完善了相关检查、评估病情，亦为我们仔细讲解这项"靶向 CAR-T 细胞治疗难治 / 复发性多发性骨髓瘤"的临床研究。看到专业团队细致入微的安排和照料，我们一家对一同面对、克服这次困难信心大增。正式入院展开治疗的头 3 天，医疗团队采集了我父亲的 T 细胞进行 CAR-T 细胞培养，并行细胞治疗前的化疗，尽可能地减少父亲体内现存肿瘤细胞数目，为 CAR-T 细胞回输作最后准备。

和香港医院的安排不一样，杭州这家医院的住院区内，患者家属需要留宿医院协助照顾患者。尤其是 CAR-T 细胞回输后的治疗关键时期，母亲长伴父亲左右，协助医疗团队照顾父亲（图 8-19）。而我因工作关系，只能够在每个周末由香港赶赴杭州探望，轮换照顾，给母亲短暂的休息时间。

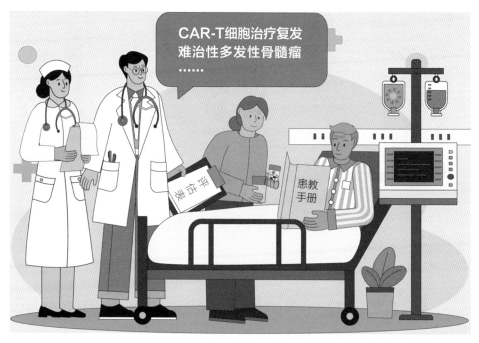

图 8-19　医护团队和家属的陪伴与照料

CAR-T 细胞回输后，父亲不时出现发热畏寒，抑或非常疲倦，伴有呕吐及腹泻。专家团队每天严密监测父亲的生命体征和各项指标，及时告知我们相关指标的变化，让我们亲眼见到治疗的成效。令我们喜出望外的是，父亲小腿的肿瘤在接受治疗的第 5 天就已完全消失。约 3 周的治疗后，父亲安全度过了细胞因子风暴、低细胞期，情况渐趋稳定，被准予出院回家慢慢休养（图 8-20）。

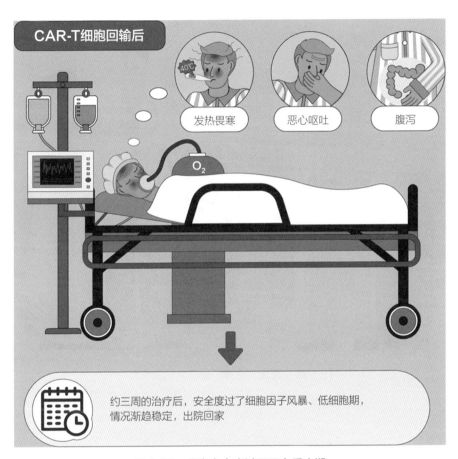

图 8-20　父亲安全度过了不良反应期

　　刚回香港时，父亲的身体依然有些虚弱，但在出院一个月后我们重回杭州的医院复查时，父亲整个人充满着精气神，我们也惊喜地发现父亲体内的肿瘤细胞已销声匿迹。这一切都表明 CAR-T 细胞发挥着强有力的肿瘤清除作用，啃下了难治/复发骨髓瘤这块"硬骨头"。

　　虽然接受全新的 CAR-T 细胞治疗这一过程对我们来说，无论生理上或是心理上都是挑战，但得益于该医院骨髓移植中心专家团队的精湛医术及专业照料，我的父亲最终克服了这个很难根治的疾病，重拾生命。我们衷心感谢该医疗团队的不断创新、精益求精，让 CAR-T 细胞疗法惠及更多终末期恶性血液病患者，让他们重拾求生的信念，让无数家庭的幸福得以延续（图 8-21）！

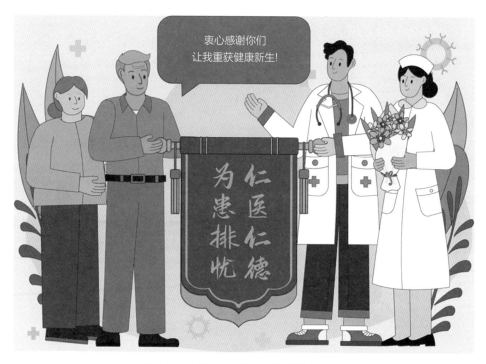

衷心感谢你们
让我重获健康新生!

仁医仁德
为患排忧

图 8-21　患者一家衷心感谢并热忱祝愿

故事六

一路朝阳，致敬奇迹——CAR-T 细胞治疗多发性骨髓瘤

　　如若不是亲眼见到，大多数人都会不相信奇迹的存在，但真切确实，有一份"奇迹"发生在了一位多发性骨髓瘤患者的身上。患者本人（下文中的"我"）愿带读者一睹为尽。

　　我是一位多发性骨髓瘤患者，但除了我最亲近的家人，身边其他人都不相信，甚至不知晓这事。甚至近几年，晨练时总会有路过的陌生人和我打招呼"大叔你身体素质好棒"，每逢同学会、战友相聚、同事聚首，也总有人赞誉我"你的气色真好"。然而四年半前，我还在承受着治疗过程中不堪回首的痛苦，看着家人以泪洗面、无时无刻不在为我担忧，甚至有着因病随时离开这个世界的绝望念头。是浙江杭州一知名医院的骨髓移植中心的优秀团队，是研究 CAR-T 细胞疗法的专家们，让我在这场名为"多发性骨髓瘤"的烈火中借助 CAR-T 细胞浴火重生。

CAR-T 细胞治疗 4 年半来，在没有服用过其他任何药物的情况下，不仅我的疾病相关指标一直稳定在正常范围内，没有让我再受到多发性骨髓瘤的困扰与折磨，我的体能也日趋增强！神奇的 CAR-T 细胞从多发性骨髓瘤手中抢下了我的生命，拯救了我的家庭，创造了奇迹！非常自豪并欣慰于我们祖国的强大，科技不断进取，靶向新药青出于蓝而胜于蓝。我有今日，由衷感谢一直为我治疗和护理的医护人员团队，感恩研究 CAR-T 细胞疗法的专家们！

时光回溯到 9 年前的 9 月 18 日，因右肩胛不断疼痛、严重影响我的正常生活，我不得已前往当地的一家医院就诊，希望可以缓解我的右肩胛疼痛。不幸的是，经骨髓穿刺和 PET/CT 检查，我被确诊为"多发性骨髓瘤"。突如其来的病情变故，如晴天霹雳打乱我们全家的生活，我至今仍然记得 9 月 18 日这个世界永灰的日子。但不论我是否接受这个事实，时间仍在流逝，地球仍在围着太阳转，我也只能尽力调整心态，积极配合治疗，盼着我的疾病可以尽快缓解。在后续治疗中，家人们在医生建议的多种化学治疗药物中首选了硼替佐米。四个疗程的化疗后，我的病情终于得以控制，我的世界也恢复了色彩。可好景不长，一年半后，即 2015 年 5 月，由于病情突然复发，我再度迈入了漫长的化疗过程——硼替佐米、来那度胺、泊马度胺、阿霉素 + 依托泊苷 + 顺铂 + 泼尼松（DECP 方案），多药多疗程轮番治疗。至 2018 年底，我尝尽了各种化疗副作用的苦，全身骨痛症状也日益加剧，深夜受尽痛苦和折磨也只能用止痛药缓解，一个人默默落泪，我体内的肿瘤细胞也最终进展到了全部耐药的阶段，真是生不如死！四年多的一系列化疗却仍让我被攥在多发性骨髓瘤的手心，怎么逃也逃不出，身心俱疲的我陷入极度的恐慌和痛苦之中（图 8-22）。我的一生，难道就要这样终结了吗？

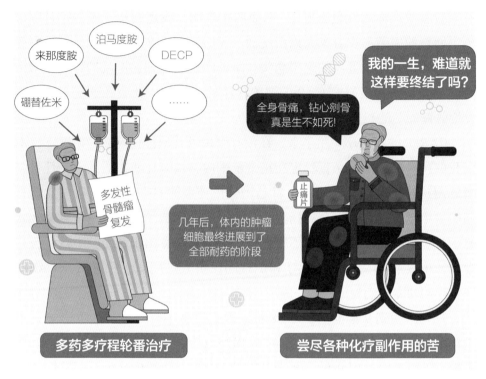

图 8-22　多种多次治疗，极度恐慌痛苦

　　一片茫然，我和家人们徘徊在放弃治疗、早早远离现实痛苦和散尽家财、继续苟活于疾病折磨这两难之中。

　　不幸中的万幸，我盼来了 CAR-T 细胞治疗。浙江杭州一知名医院的血液病学专家们给了我新的尝试和机遇，还有医师专门耐心为我进行疗法解释和心理疏导，让我心中的恐惧和顾虑彻底消除（图 8-23）。

　　要重塑自己，疗愈自己，敢于面对 CAR-T 细胞治疗这个全新疗法，机会就在眼前，必须坚强坦然面对！细胞收集、成功回输、持续发热等各种回输后副作用的管理、全身各种器官的维护——难忘的 30 多个日日夜夜的 CAR-T 细胞治疗过程，该医院专家团队精湛的医技和不断创新的专业技能与精神在我脑中翻然不去。更让我一生难念的是该医疗团队心系患者、专业专注的医德医风，使濒临绝境、对生命早已不抱希望的我真正重获了新生（图 8-24）！

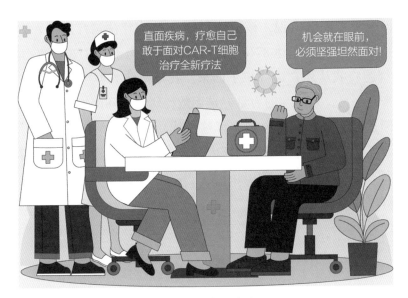

图 8-23 心理疏导

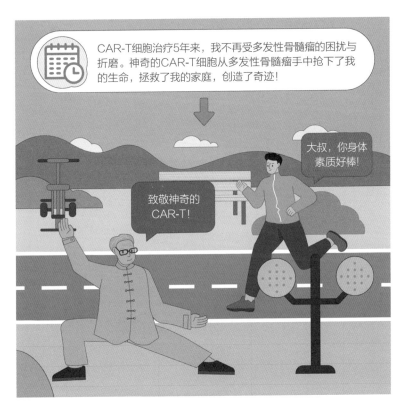

图 8-24 致敬神奇的 CAR-T

如该院专家团队所说，该医院 CAR-T 细胞疗法治疗难治／复发多发性骨髓瘤患者的缓解率达 87%，我很幸运，成为了这 87%中的一员，让 CAR-T 细胞将我从死亡边缘拉了回来。我是茫茫人群中的沧海一粟，这份成功来之不易，是创新的力量，是无数科研人员和医护工作者的刻苦钻研、不断进取，让我有机会拥有了这份成功，也让我真正相信明天会更好！我心怀感恩，也将携着我的新生命迎着朝阳，一路向阳，同时让神奇 CAR-T 细胞添益于更多患者！

致敬神奇的 CAR-T！

第九篇

CAR-T 细胞治疗流程指引

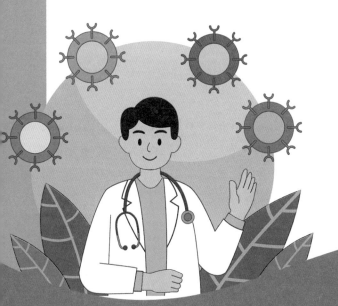
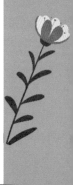

限于 CAR-T 细胞疗法的特殊性，当患者希望接受 CAR-T 细胞疗法时，须先由主管医生参考商品化 CAR-T 细胞适应证或相关临床试验要求明确患者状况，如患者肿瘤细胞表面的靶点表达、患者基础身体状况等。当患者符合治疗适应证或满足入组条件后，再进一步完善相关检验检查，如血液、骨髓等标本检验检查，确定后续治疗方案后，按步完成 CAR-T 细胞的采集制备及回输，整个过程完全遵循国家有关细胞免疫治疗相关政策的各项要求。

一、细胞的采集

CAR-T 细胞采集是由专业的细胞采集人员利用离心式血细胞分离机，将单个核细胞分离出来单独保存的过程。其基本原理是离心过程中，外周血不同细胞成分因自身密度及体积存在差异，在一定介质中沉降速率各不相同，从而得以分离。

连续流动离心式血液成分分离机需要建立位于人体两侧的两条静脉通路，分别用于抽血及回输。分离过程中，从一侧静脉通路抽出患者血液，经分离机将血细胞分离，再将其余血液经另一静脉通路回输回体内。整个过程中，管路中的血流连续且稳定，体外循环血量少，安全性高。一般采集天数为 1 天，每次采集时间需 2～3 小时。为了顺利完成细胞的采集，患者须做好以下准备。

（一）细胞采集前期注意事项

1. 睡眠准备　采集前 3 天注意休息，避免剧烈运动，保持充足睡眠，勿熬夜。

2. 饮食准备　采集前 3 天应避免进食高脂肪、油腻食物，可适量增加温开水及钙的摄入。

3. 血管准备　采集前患者须经过血管评估。采集过程中，分离机器对血流速度的要求较高，一般选用人体较大静脉开通静脉通路，故采集前 3 天要避免使用患者肘正中静脉、颈外静脉，并在采集前评估血管状况。外周血管条件不佳者，须进行颈内双腔深静脉导管置入术。颈内双腔深静脉导管置入术事宜及注意事项见下。

（1）置管地点：医院置管室。

（2）置管操作人员：医生。

（3）置管前患者准备：①皮肤准备。清洗双侧颈部皮肤，保持皮肤清洁干燥完整。②衣着准备。更换宽松衣物，衣服以纽扣式或大圆领为佳，保证能将颈部、肩部及锁骨上部位完全暴露，以保证消毒面积足够。③其他准备。置管前减少饮水，排空膀胱。

（4）置管后注意事项：①颈内双腔深静脉导管为硅胶材质，穿刺后不会影响头颈部活动；②颈内双腔深静脉导管放置期间避免淋浴或其他易造成置管处潮湿的行为，以防止水渗入敷料后引起感染；③翻身活动时，注意保护导管，以防导管滑脱；④置管后初期，患者穿刺处可能会有疼痛，一般无须特别处理，随时间可自行消退，如有瘙痒或疼痛加剧等症状，须告知医护人员进行评估。

（5）拔管后注意事项：①深静脉置管的拔除工作须由医生完成，不可自行拔除。②拔管后至少须按压创口 20 分钟，解除按压后，如无渗血即可停止按压。如 20 分钟后患者创口还存在渗血情况，则须继续按压并告知医护人员。血小板及凝血功能异常的患者须重视创口按压环节，根据具体情况延长按压时间或予以对症治疗。③拔管后 24 小时内，为避免发生空气栓塞，请勿撕去穿刺口敷料。④3 天内穿刺点不可接触水，避免感染。

（二）细胞采集当天注意事项

1.细胞采集前　因采集过程时患者须卧床 2～3 小时，且身体被两侧的采集通路限制活动，为避免采集过程中排尿等情况，建议患者采集细胞前减少水分摄入，如在上午采集，则早餐应避免进食稀饭、豆浆、牛奶等食物；如下午采集，则午餐同样应限制水分摄入，多进食固体食物。采集前须再次确认患者已排空膀胱。

2.细胞采集中　患者如在采集过程中出现口唇或手足麻木、胸闷气促、头晕恶心、四肢乏力等症状时，应及时告知采集医生，对症处理后大部分症状可缓解。

3.细胞采集后　采集结束后，采集人员会拔除外周静脉通路，对穿刺部位使用无菌棉球压迫、无菌敷料保护，绷带加压包扎至少 15 分钟。采集对象须留在采集室内观察 15 分钟，期间如有任何不适，应及时告知采集人员。15 分钟后患者经采集人员评估体温、血压等各项生命体征平稳，穿刺处无持续渗血，且无任何不适时，可返回病房。针对血小板及凝血功能异常的采集对象，若穿刺处周围有瘀点瘀斑，无须过于担心，保持穿刺点清洁干燥、等待瘀点瘀斑自然消退即可。若患者采集细胞前有置入颈内深静脉导管，须回住院病房后行导管拔除。

（三）细胞采集流程结束后注意事项（图 9-1）

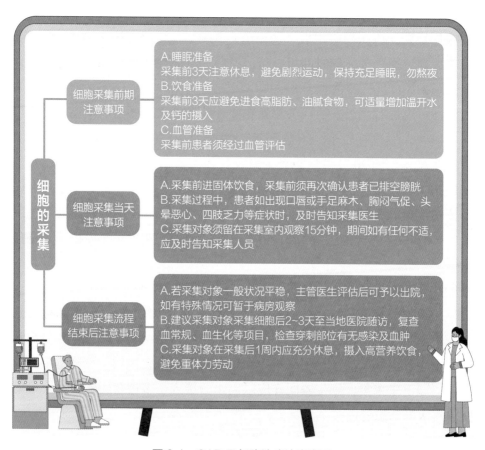

图 9-1　CAR-T 细胞治疗注意事项

1. 若采集对象一般状况平稳，主管医生评估后可予以出院，如有特殊情况可暂于病房观察。

2. 建议采集对象在采集细胞后 2～3 天至当地医院随访，复查血常规、血生化等项目，检查穿刺部位有无感染及血肿。

3.采集对象在采集后的 1 周内应充分休息，高营养饮食，避免重体力劳动。

二、细胞的制备

CAR-T 细胞须在特定的洁净室中制备，洁净室须具有 GMP 生产条件，洁净级别达到 ISO 5 级标准，配备空气处理系统、监控报警系统、环境监测设备等（图 9-2）。此环节的关键团队则由机构负责人、细胞制备负责人、质量管理负责人组成，要求其具有与职责相关的专业知识（细胞生物学、微生物学、生物化学或医药等相关专业），同时具有三年以上的相关工作经验或接受过相应的专业培训。目前，CAR-T 细胞制备全过程一般在 Ⅱ级生物安全柜内进行。制备流程主要包括单个核细胞的分离与提取、T 细胞的分离与活化、T 细胞的基因修饰、CAR-T 细胞的质量控制与放行、CAR-T 细胞回输等环节，全程一般需 2～3 周。患者可通过咨询主管医生获知 CAR-T 细胞制备完成的预计时间。

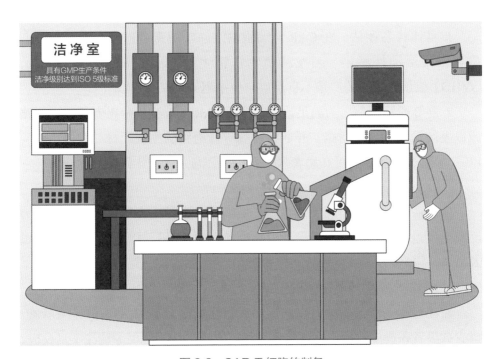

图 9-2　CAR-T 细胞的制备

三、细胞的输注

（一）输注前评估（图 9-3）

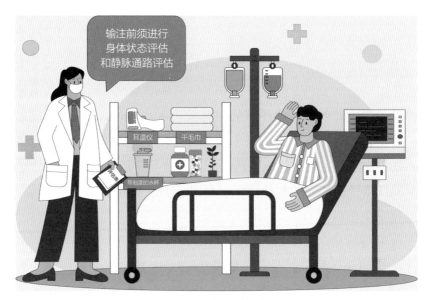

图 9-3　CAR-T 细胞输注前的准备

1. 身体状态评估　在 CAR-T 细胞输注前须对患者进行全面评估，若患者出现活动性感染、新发移植物抗宿主病（graft versus host disease，GVHD）或预处理相关严重不良反应，应推迟 CAR-T 细胞输注。

2. 静脉通路评估　为满足治疗需要，CAR-T 细胞治疗患者须拥有两路或以上的深静脉导管通路。开通深静脉导管通路的主要耗材一般选用双腔 PICC 导管，具体选择可在患者入住病房后，与主管护士沟通。

（二）输注前用物准备

输注后患者可能出现反复高热、低细胞、头晕乏力等情况。因此，为能安全度过治疗阶段，建议患者提前准备以下用品：耳温仪、数条干毛巾及浴巾、尿壶、T 盆或坐便椅、纯水湿巾、消毒湿巾、带有刻度的水杯等。

（三）输注过程中的注意事项

输注过程一般为 1 小时以内，患者可在回输 CAR-T 细胞前排空膀胱。极少数患者在输注过程中可能出现发热、皮疹、胸闷气促等输注不良反应，因此输注开始时，护士会为患者连接心电监护仪以监测生命体征。患者如出现任何不适，可按呼叫铃呼叫医护人员，一般对症处理后症状可缓解。

四、患者的环境保护及护理

CAR-T 细胞杀伤肿瘤细胞的同时也会引起一定程度的骨髓抑制，造成粒细胞缺乏及免疫功能下降，因此建议患者使用层流床保护性措施，保持 22～26℃室温，湿度控制在 60% 左右（图 9-4）。建议患者每次进食后用鼓漱法漱口，每日观察口腔黏膜有无红肿、溃疡、疼痛、水肿等情况；每次排便后用清水清洗肛周、碘伏棉签消毒预防肛周感染。有关患者饮食，可选择医院食堂，亦可家人送饭，但须注意要选择新鲜干净、煮熟煮沸的食物，切记不可进食隔夜、隔餐食物，不吃凉拌菜及外卖。

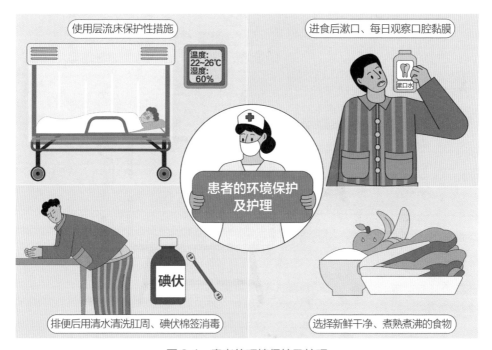

图 9-4　患者的环境保护及护理

五、CAR-T 细胞治疗期间患者的全程照顾及管理

前期评估阶段，若患者倾向于进行 CAR-T 细胞治疗，可通过微信公众号、电话等方式预约血液病科就诊，医疗团队将会对患者进行全面评估，并制定个体化的治疗方案。

在治疗期间，医务人员会通过患教手册、展板、视频、面对面个体化宣教等形式为患者及其家属详细介绍 CAR-T 细胞治疗相关知识、治疗前后相关注意事项，并讲解检验、检查项目及注意事项，同时解读医保报销政策等常见问题。

　　CAR-T 细胞治疗结束后，主管医生会为患者提供治疗小结，同时也会根据患者的情况，制定不同的随访计划（图 9-5）。

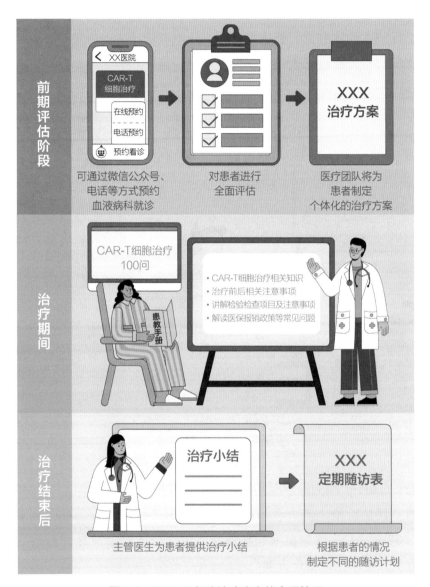

图 9-5　CAR-T 细胞治疗患者的全程管理

55检